CBD; What Does the Science Say?

# CBDの科学

## 大麻由来成分の最新エビデンス

リンダ・パーカー＋エリン・ロック＋
ラファエル・ミシューラム［著］
三木直子［訳］
日本臨床カンナビノイド学会［監訳］

築地書館

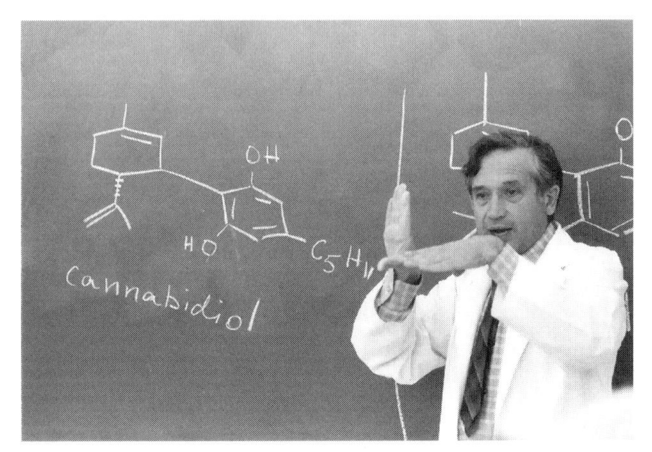


講義中のラファエル・ミシューラム。1964年頃。背後の黒板に描かれたカンナビジオールと$\Delta^9$-THCの分子構造の違いについて説明しているところ。

CBD: What Does the Science Say?
by Linda A. Parker, Erin M. Rock, and Raphael Mechoulam


Japanese translation published by arrangement with The MIT Press
through The English Agency (Japan) Ltd.

Japanese translation by Naoko Miki
Published in Japan by Tsukiji-Shokan Publishing co.,Ltd.Tokyo.

# 巻頭の言葉

CBD: What Does the Science Say? の邦訳書『CBD の科学――大麻成分由来の最新エビデンス』の刊行にあたり、心からお慶びを申し上げるとともに、本書の位置づけについて所見を一言申しあげたく存じます。

米国において大麻由来医薬品エピディオレックスが薬事承認されたのは 2018 年 6 月のことでした。米国食品医薬品局（FDA）が、難治性てんかんであるレノックス・ガストー症候群とドラベ症候群に対する効能・効果を承認したのです。その事実をいち早く日本臨床カンナビノイド学会（JCAC）理事長の太組一朗理事長に伝えたのは、同学会の正高佑志副理事長でした。

この 2 人の迅速な動きが、難治性てんかんとともに生きる方とご家族の希望の灯となり、なかでも沖縄県のてんかん診療拠点病院である沖縄赤十字病院にかかる患者さんやご家族から全国に連帯が広がりを見せていったのです。

しかし、我が国には大麻取締法の制約がありました。大麻由来医薬品が海外で薬事承認されることを想定していなかった法律においては、医師がそれを施用することも、患者が施用を受けることも法律は許していませんでした。

そこで、2019 年 3 月、参議院「沖縄及び北方問題に関する特別委員会」において、大麻取締法に記載がない大麻由来医薬品の「治験」は可能か？と国会質疑したのです。国は「可能」と答弁しました。これにより国内で患者さんに大麻由来医薬品を届けることが可能になりました。

さらに同年 5 月、同委員会において、大麻由来薬物の「治験」も可能かと質疑し、国は「可能」と答弁しました。

あくまで「治験」という正当な手続きを踏むならば、薬事承認の有無にかかわらず大麻由来医薬品または大麻由来薬物を国内で患者さんのもとに届けることが可能となったのです。奇跡が起きたと評してくださる方もいらっしゃいましたが、それは 2 人の企画者、治療法を待ち望む患者および家族の皆様、そして読者の皆様の熱意が国に届いた証左と言えましょう。

だからこそ、国は現行の大麻取締法の制約をふまえ、太組一朗理事長を研究代表者とする厚生労働科学研究班を設置するとともに、省内の「大麻等の薬物対策のあり方検討会」にて、その報告書に基づいて検討を進め、薬事承認を見越して大麻取締法改正の準備を進めました。

待ちに待った国内治験が開始されています。事実として患者のもとに大麻由来医薬品が届けられていることを嬉しく思います。

今は一日も早く治験が成功し、大麻由来医薬品の用法・用量が定められることを期待しています。なお、米欧においてはその後、難治性てんかんだけでなく、結節性硬化症にも適応を拡大するなど、大麻由来医薬品の適応拡大に向けた研究は続いています。2人の企画者には、大麻由来医薬品の効能・効果について、真に必要とする患者のもとに大麻由来医薬品が届くよう、さらなる適応拡大に向けて奮起をお願いしたく存じます。

その可能性を議論する際に本書は役に立ちます。法律が期待する主旨をふまえ、最新の研究に基づいた議論を期待します。

2023年8月

参議院議員（福岡県選出）　財務副大臣　秋野公造

# 前書き

本書は、カンナビジオール（CBD）の研究に対する強い関心によって結ばれた3人の著者が、決して報酬目当てではなく、書きたいという思いに駆られて執筆したものである。ラファエル・ミシューラム博士がカンナビノイドの分野で発表した最初の論文（博士はその他にも生涯に500本近い論文を執筆している）は、CBD分子の構造を決定したもの（Mechoulam and Shvo, 1963）であり、これによって、その合成と、いくつかの生体実験における作用機序の評価が可能となった。過去60年間、いくつかの研究者グループがミシューラム博士と協力し、この化合物の潜在的な薬効に関する初期の研究を行ってきた。そうした研究の一つが、カナダのリンダ・パーカー博士の研究室と共同で行った、悪心、嘔吐、不安、疼痛、依存症に対するカンナビノイドの効果を調べるものだった（Mechoulam and Parker, 2013）。エリン・ロックは、初めはウィルフリッド・ローリエ大学（オンタリオ州ウォータールー）の学部生として、その後ゲルフ大学の修士課程および博士課程の学生としてこの研究に参加し、博士課程の研究課題として、CBDが悪心と嘔吐を抑制する作用機序を明らかにした（Rock *et al.*, 2012）。ロックはその後もパーカーとともに、博士研究員／研究員として、これらのモデルを用いてCBDその他いくつかのカンナビノイドの謎を解き明かし続けている。

何千年にもわたって人々は、大麻草の薬効と精神活性作用を利用してきた。この複雑な植物には、最もよく知られている$\Delta^9$-テトラヒドロカンナビノール（THC）とカンナビジオール（CBD）を含む100種類以上の植物性カンナビノイドが含まれている。それらのカンナビノイド化合物のうち、基本的にTHCが唯一の向精神作用物質であることが、1960年代から1970年代にかけてイスラエルのラファエル・ミシューラム博士のグループとその他複数のグループによる研究でわかっている。CBDには精神活性作用はない。

CBDに医療効果があるという可能性に対する一般の人々の認識は驚異的なスピードで高まっており、過去5年間、グーグルでCBDが検索される頻度は毎年倍増を続け、さらに加速し続けている（Leas *et al.*, 2019）。実際にCBDは、大衆向け製品市場における流行の成分となっており、そうした製品は、皮膚疾患から慢性疼痛まで数え切れないほどの疾患の治療、そして美容にも有効であるという、ときに根拠のない主張を、多くの場合は臨床試験によるエビデンスを欠いたまま展開している。また、自分のペットの疼痛や不安といった症状に対して、それらの適応疾患に効果があるという科学的エビデンスのないままCBDを与えている飼い主も多い。昨今のこの「CBDブーム」は、細胞レベルでの研究やマウスを使った基礎研究の結果を人間にあてはめようとする。しかし、CBDの薬効に関するヒトを対象とした臨床試験は、希少な小児てんかんに対するCBD投与を唯一の例外として、細胞や動物を使った基礎研究に大きく後れをとっている。今から60年以上前に、小規模ではあるが、てんかん、依存症、不安障害の治療にCBDを使った臨床試験が行われ、その有望性が示されたことを考えると、この臨床試験データの不足は驚くべきことであるが、それは、スケジュールⅠの薬物である大麻草を使った研究に対する取締規則が、CBDの持つ薬効に関する大規模な臨床試験を禁じてきたためである。近年は、カナダや米国の複数州では大麻が合法化され、大規模な臨床試験のためのCBDもずっと入手しやすくなったと考えるかもしれない。だが、本書の執筆時点（訳注：2022年7月）ではまだそうなってはいない。消費者によるさまざまな大麻製品へのアクセスが容易になる一方、米国とカナダの科学者には規制当局による厳しい監視という負担がのしかかり（Haney, 2020)、臨床試験で使用できる大麻とCBDの種類も非常に限られている。こうした障害にもかかわらず、米国立衛生研究所のウェブサイト www.clinicaltrials.gov には現在、実施が予定されているもの、進行中のもの、完了したものを合わせて276件の臨床試験が登録されており、基礎研究で有望な結果が出たさまざまな適応疾患に対するCBDの効果が研究されている（その大多数は経口製剤を使用)。

基礎研究や臨床試験で使える、規格化されて化学的に純粋なCBDは、消費者が業者から、またはオンラインで入手できるCBDとは必ずしも同じものではないことを強調しなければならない。2017年に行われた調査（Bonn-Miller, Banks, and Sebree, 2017）によれば、オンラインで入手したCBDおよび大麻オイル84製品を検証したところ、CBDとTHCの含有量が正確にラベル表記されていたのは26製品にすぎず、CBDは実際より多く、THCは実際より少なく表示されていることが多かった。米国食品医薬品局（FDA）の警告のとおりである。購買の際には注意されたい。

現在使用されている医薬品の多くは、天然産物またはその派生物である。今のところ、CBDが治療薬としてFDAに承認されているのは、希少な小児てんかんの数種および結節性硬化症に伴う発作症状がある1歳以上の患者に対してのみである。本書では、CBDの作用のさまざまな側面を検討する。多くの病態に対して、動物モデル主体ではあるが若干の臨床試験も含めて良好な結果が得られ、論文として発表されている。動物実験や、わずかではあるが臨床試験で良好な結果が得られたこと、比較的毒性が低く大きな副作用がないことを鑑みれば、将来的には、CBDあるいは薬理学的特性がより改善されたCBD派生物が、上記以外の数々の疾患の治療薬として開発される可能性があるだろう。

## 目次

# 1
# はじめに

大麻草（*Cannabis sativa*）は最も古くから栽培されてきた植物の一つかもしれないが、その使用については、長い歴史を通して常に論争がつきまとってきた（Russo, Guy, and Robson, 2007）。そうした大麻使用の歴史は、21世紀の医学においてもなお治療が困難なままであるさまざまな疾患に対する治療の可能性を示す手がかりとなる。大麻草は、繊維製品の製造、カジュアルな娯楽、宗教儀礼、また医療のなかで何千年にもわたって使用されてきたが、そこには法的および社会的な論争がつきものであった。古代中国では、大麻草はいくつかの病気に処方されたが、過剰に服用すると「鬼を見る」ことにつながるとされていた（Mechoulam *et al.*, 2014）。

現在では、大麻の使用によって生じる酩酊作用は$\Delta^9$-テトラヒドロカンナビノール（THC）という化合物によって引き起こされることがわかっている。THCは、1960年代、当時イスラエルのワイズマン研究所に勤めていた若き化学者ヤヒエ・ガオニ（Yechiel Gaoni）とラファエル・ミシューラム（Raphael Mechoulam）によって初めて同定された（Gaoni and Mechoulam, 1964）。この発見により、世界中の科学者たちは、実験室で大麻草の向精神作用または精神活性作用を研究することができるようになった。THCの同定は、エンドカンナビノイド系（内因性カンナビノイド系）と呼ばれる、それまで知られていなかった神経化学系の驚くべき発見につながった。「内側」を意味する「エンド（endo）」と、大麻草に含まれる化合物を意味する「カンナビノイド」を合わせたものである。我々が体内で生産する大麻様化合物を含むこの系は、ヒトの健康および疾患状態の重要な調節機能に密接に関与していることが現在ではわかっている。大麻を使用しなくても、このシステムはあなたの体内に存在し、作動しており、体内のシステムをバランスよく保つために絶えず働いている。身体を最適な内部状態に戻すスイッチとして機能するのである。

THC さえまだ発見されていなかった 1940 年代、大麻に含まれる別の化合物であるカンナビジオール（CBD）が、米国のロジャー・アダムス（Roger Adams）とイギリスのアレクサンダー・トッド（Alexander Todd）によって同定されていた（Adams, Hunt, and Clark, 1940; Jacobs and Todd, 1940）。しかし、1963 年にラファエル・ミシューラムがその化学構造を同定（Mechoulam and Shvo, 1963）するまで、CBD に関するさらなる研究は発表されなかった。1970 年代初頭まで、CBD に陶酔作用がないことが確認された以外は、CBD の活性または作用について報告した者はいなかった。それ以来、多くの研究で、体内での CBD の効果とどのようにそれが発揮されるかを解明することに焦点が当てられてきた。学術誌データベース、PubMed を調べれば、過去 40 年間で CBD 研究が劇的に加速し、CBD に関して発表された研究論文は 2020 年だけで 1,300 本を超えていることがわかる（当該データベースに掲載されている CBD に関する研究論文の数は図 1.1 を参照のこと）。

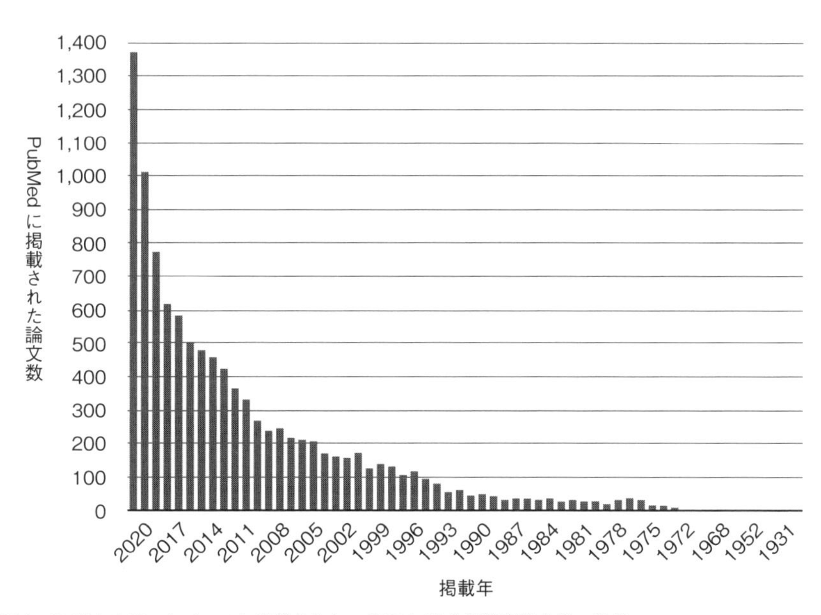

図 1.1　PubMed データベースに掲載された、CBD に関する研究論文数の推移

1970 年代および 1980 年代のごく初期の研究は、CBD がてんかん患者の発作を軽減する可能性があることを明らかにした。実際、てんかんを取り上げる本書第 4

章で述べるように、大麻は昔からてんかんの治療に用いられてきた。40年以上も前に、（高用量の）CBDを経口投与することでてんかん患者の発作が軽減することが臨床試験で実証されている。この治療法は2018年に、死亡率が非常に高く、従来の治療法が奏効しない稀な小児てんかん、ドラベ症候群の治療薬として、米国食品医薬品局（FDA）から承認を受けた。ドラベ症候群に罹患した小児は、生後1年目から重度の脳障害を発症し、認知障害、行動障害、運動障害を起こす。2013年、テレビ局CNNの主任医療担当レポーターであるサンジェイ・グプタ（Sanjay Gupta）氏が報告した、ドラベ症候群の治療に高CBDの大麻が奏効した事例が広く報道されると、この難病の治療についての研究が加速した。これらの個人的な成功例に触発された医師らによって、第4章で述べるように、この疾患に対するCBDの治療効果を正確に示すための、質の高い無作為化比較試験（ランダム化比較試験［RCT］）が行われている。しかし、これ以外の疾患にCBDを用いる研究は数が限られており、意味のある科学的結論を引き出せるほどの科学的厳密性、対照群、十分な症例数が欠如していることが多い（Britch, Babalonis, and Walsh, 2021）。

同時に、現在CBDは、不安障害、精神症、睡眠障害、疼痛と炎症、脳卒中、神経疾患、ざ瘡（にきび）、さらにはがんに至るまで、ほぼあらゆる疾患に治療効果があると主張されている。これらの主張のほとんどは、このあと説明する、FDA承認に必要な質の高いヒト臨床試験データの結果に基づいていない。本書は、こうした主張の科学的エビデンスを検証するものである。CBDは、「健康食品飲料」「ローション」「グミ」から「ペット用」まで、多種多様な製品に含まれ、科学的エビデンスのないまま先走った販売が行われている。最大の問題は、これらのCBD製品の標準化と品質の検証が欠落していることである。ラベル表示どおりの成分を含んでいないものも多い。これは、職場でランダムな薬物検査の対象となる者が、自分はCBDのみを摂っていると思っていたのにそうではなかった場合、特に問題である。CBDはまた、経口摂取したり皮膚にローションとして塗布した場合、循環系に吸収されにくい（これについては第2章で述べる）。ヒトにおけるCBDの効果の理解は、質の高いエビデンスを収集するために必要とされる臨床試験の実施を困難にする政府の規制や政策によって大きく左右されてきた。

ある疾患の治療薬に与えられる最も権威ある承認印は、FDAによる厳格な基準によるものである。第4章で取り上げる、希少な小児てんかんに対する純粋な経口摂取用CBD（エピディオレックス）は、2018年にFDAの承認を受けている。FDAの承認を得ようと手続きを開始する医薬品は数多いが、実際に承認を得られる医薬品はかなり少ない。図1.2はFDAの承認プロセスの概略を示している。段階が一つ上昇するたびに、ヒトにおける特定の適応症に対する治療の有効性を裏付ける、より厳密な形のエビデンスが求められる。

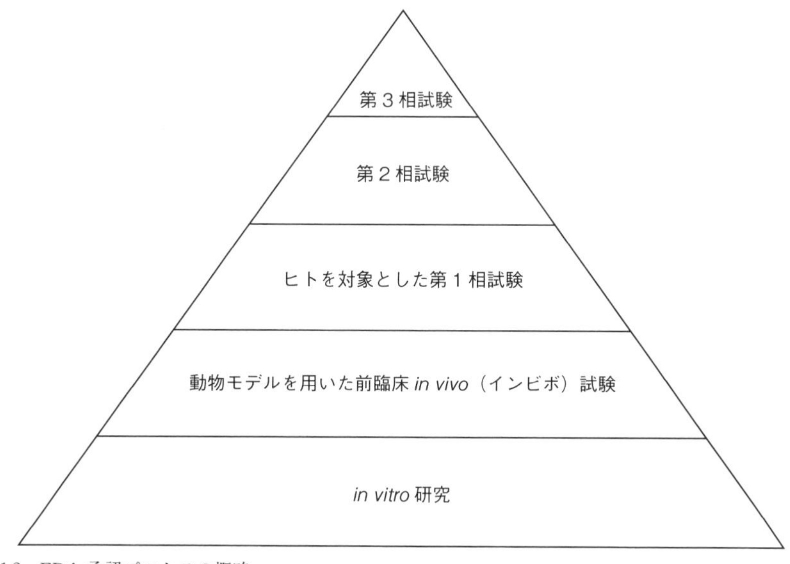


図1.2　FDA承認プロセスの概略

ピラミッドの一番下にあるのが、実験室で行われる基礎研究、*in vitro*（インビトロ）研究である。「ガラス器内で」を意味する *in vitro* 試験は、ヒトまたは動物の体外で、微生物、細胞を用いて行われるもので、これらの生物または細胞に化合物を投与し、分子の変化、毒性、または結合親和性などを測定する。CBDのような薬物の投与が、特定の疾患にみられる細胞シグナル伝達を効果的に変化させる、という *in vitro* のエビデンスが得られれば、研究はピラミッドの段階を一つ上がり、その疾患の動物モデルを用いた前臨床 *in vivo*（インビボ）試験に進むことになる。「生体内」を意味する *in vivo* 研究は、生きている生体そのものを用いて行われる。一般的な実験動物種はマウスとラットである。適切な対照群を設ければ、これらの試験により、たとえばてんかんの動物モデルといった特定の動物モデルにおける因果関係を推測することができる。このような研究は、実験の目的がヒトの健康にもたらす恩恵に鑑み、実験動物のケアに関する国内および国際基準に基づいて、動物実験委員会によって厳しく審査される。こうした前臨床試験は、ヒトを対象とした新たな治療法の試験実施を考慮する前に必要とされる。

その後、ヒトを対象とした臨床試験は3段階で行われる。第1相試験は、ヒトを対象とする最初の試験であり、健康な被験者に薬剤の複数回投与を行って、安全性と、しばしば薬物動態学的特性（第2章で述べる）を検証する。ここで評価される用量は、通常、安全性を保証するため、前臨床試験で用いられた用量よりもはるかに少ない。第1相試験の結果によって、後の試験で用いられる用量が決まる。第2相試験では、たとえばてんかんなど、試験の目的である適応症を有する患者を対象に、その薬剤がその疾患に対して有効性を有するかどうかを評価する。第1相試験および第2相試験の多くはオープンラベル試験であり、これは被験者および実験者（または医師）が、どの薬剤が投与されているかを知っていることを意味する。つまり、プラセボ（偽薬）による期待効果を制御することはできない。この薬が効き、副作用は最小限で安全性が維持できることがわかれば、第3相試験に進むことができる。第3相試験では、試験薬を標準治療薬と比較するのが一般的である。ヒトを対象とした臨床試験のうち、最も厳格な基準に基づいて行われるのが無作為化二重盲検対照比較試験（RCT）であり、被験者から無作為に選ばれて試験薬を投与される実験群と、通常、既知の標準治療またはプラセボが投与される対照群に患者を分ける。これは二重盲検試験と呼ばれ、誰がどちらのグループに割り付けられるかは誰も知らず、観察者期待効果を防ぐことができる。被験者、介護者、アウトカム評価者、分析者はすべて盲検化の対象になる。治験薬が有益であるかどうかを評価するためには、対象とするアウトカムについて、実験群と対照群を比較する。承認の過程でFDAは、治験薬の臨床的な有益性とリスク情報を評価し、承認後も継続的なモニタリングを行う。

CBDの純粋な経口薬エピディオレックスは、このプロセスを経た後に、2つの希少な小児てんかん、ドラベ症候群とレノックス・ガストー症候群の治療薬として医師が処方できるようになった。その後FDAはエピディオレックスを、1歳以上の結節性硬化症に起因する発作の治療薬としても承認している。これはつまり、

FDA が、これらの適応症に対してエピディオレックスが安全かつ有効であると結論づけたことを意味する。2018 年の承認に続いて、エピディオレックスはスケジュール V（乱用の可能性が低く、最も規制が緩いカテゴリー）に指定され、さらにその後、スケジュール指定外（もはや連邦政府の規制物質法に定める規制物質ではないことを意味する）となった。

## 米国における大麻および大麻由来製品の法的地位

過去 20 年で、米国における大麻の法的地位は大きく変化した。1996 年以前は、大麻は米国ではいかなる目的でも使用が禁じられていた。カリフォルニア州は、医療目的での大麻使用を合法化した最初の州である。本書の出版時点で、米国の 33 州が成人による大麻の医療目的での使用を合法化している（訳注：2023 年 6 月時点では 38 州）。また 11 州では、成人による大麻の嗜好目的での使用も合法化されている。2020 年 11 月の中間選挙では、さらに 4 州が嗜好目的での使用が住民投票によって合法化された（訳注：2023 年 6 月時点では 23 州）。

連邦レベルでは、大麻は現在もスケジュール I、つまり、現在認められている医療効果がなく乱用の可能性が高いことを意味するカテゴリーに分類されている。スケジュール I の物質へのアクセスは研究者に対しても厳しく管理されており、認可されている大麻は、市場に流通している大麻製品を代表しないことが多い。ただし、米国議会は現在、大麻の連邦レベルでの合法化を議論しており、本書の刊行以降に大麻の法的地位が変わる可能性は高い。

CBD の法的地位は、大麻のそれと複雑に結びついている。2018 年の農業改良法（Farm Bill、「農業法」とも呼ばれる）により、規制物質法の規制物質リストからヘンプ（THC が 0.3% 以下の大麻草と定義される）が削除された。つまり、ヘンプ由来の CBD は米国麻薬取締局の管轄外だということである。これは、0.3% を超える THC を含む大麻植物に由来する CBD はスケジュール I のままであることを意味する。2018 年の農業法は、CBD を含め、大麻由来の製品に関する FDA の規制をそのまま踏襲している。その規制のもとでは、CBD は承認された医薬品の有効成分として含まれているため、食品や栄養補助食品に添加することはできない。FDA から見ればそれは、あなたのお気に入りのバリスタが朝のエスプレッソにアセトアミノフェンを加えているようなものであり、連邦法はそれを禁じているのである。CBD はさまざまな製品に添加されて市販されているのだから、消費者が混乱しても無理はない。

CBD を用いた臨床試験は、依然として FDA の承認を受けなければならない。被験者を保護するために、FDA は大麻製品の栽培、製造、試験の方法に規制を設けており、これらの要件が、必要とされている適切に管理された RCT の実施を困難にしている。消費者が CBD を手に入れやすくなる一方、米国の科学者は、連邦政府および各州の「スケジュールⅠ研究許可」取得の必要性や、スケジュールⅠの薬物の保管や投薬に関する詳細な規制など、より厳しい当局の監視の目に晒されているというのは皮肉なことである（Haney, 2020）。どのような科学者が患者を対象とした試験を行えるかという点について FDA が慎重なのは適切なことであり、また、オンラインあるいはディスペンサリーで入手できる CBD 製品のいずれも、FDA の承認に必要な安全性試験および製造工程を経ていない。では、このような厳しい規制のもとで、研究者はどうすればよいのだろうか？　カンナビノイド研究者にとっての障壁のいくつかを乗り越えるための一つの方法として、カンナビノイド化合物の有効性の経験的エビデンスを提供する RCT を増やすために、研究にあたっては例外的にスケジュールⅠの扱いを免除することが提案されている（Haney, 2020）。また、さまざまに含有成分が異なる大麻製品の、広告、ラベル表示、効果の評価に関する規則を定めるための、政策志向かつ規制当局による研究が必要である。

## カナダの大麻法（Cannabis Act）

カナダでは 2018 年に、大麻法（Cannabis Act）によって大麻の嗜好利用を合法化したことから、研究者たちは、カナダが大麻に関する RCT の中心的存在になることを期待している。この法律のもと、医師によって医療目的での大麻の使用を認められている患者は、連邦政府の認可を受けた販売者から製品を購入するか、あるいは登録して自身の医療用大麻を栽培する（または大麻を栽培してもらう人を指名する）ことができる。

残念ながら、医療目的で使用する大麻製品に関する RCT の実施が緊急に必要であるにもかかわらず、期待されていたようなカナダでの大麻研究ブームは起こらなかった。これは主に、カナダ保健省による臨床試験の管理方法が原因である。大麻の研究を阻んでいる障壁には、研究資金が介入研究に優先的に投じられることや、同省から研究許可を取得するプロセスの複雑さなどがある。現時点では、市販されているほとんどの医療用大麻製品は臨床試験では使用できない——臨床試験に用いられる製品には、より厳しい製造管理基準が設けられているためである。つまりこれは、カナダ人が現在使用している医療用大麻製品についてはRCTを実施することができないことを意味する。カナダが医学大麻研究のリーダーとなるチャンスは、今のところ失われたように見える。

研究者がRCTを実施することを妨げる障壁は、大麻研究全般、そしてその一部であるCBDに関する研究に影響を与えている。本書の各章では、それぞれ異なる適応症について考察し、*in vitro*研究からRCTまで、CBDに関して存在するエビデンスを検証する。

# 2
# 化学的および薬理学的特徴

大麻には、密接に関連し合う多くの化合物が含まれている。これらの化合物は、クロマトグラフィーやスペクトロメトリー（分光分析）などの現代的な分析手法が開発された近年まで、同定が困難だった。混合物中の化学物質を単離するにはクロマトグラフィーが、次にその物質の化学組成と構造を決定するにはスペクトロメトリーが必要である。過去数十年間に、大麻に含まれる554の化合物が同定されており、その中には113種類の植物性カンナビノイドと120種類のテルペン（大麻株に特有の香りを与える芳香油）が含まれている（Ahmed *et al.*, 2008; ElSohly and Gul, 2014）。

この10年、違法市場ではTHCの濃度が上昇しているが、最近ではよりCBD含有量が高い製品も生産されている。興味深いのは、米国で過去10年間に麻薬取締局によって押収された違法乾燥大麻製品に含有される、$\Delta^9$-THCとCBDを含む7種の主要カンナビノイドの濃度に関する先ごろの報告（ElSohly *et al.*, 2021）である。多くの州で医療目的または嗜好目的での大麻が合法化されたため、過去5～6年間で、押収された製品の数は劇的に減少している。分析した試料の$\Delta^9$-THCの平均濃度は、2009年の10%から2019年には14%に増加し、THCのCBDに対する比率は2009年の25：1から2017年には105：1に増加したが、おそらくはCBDの医療効果に対する関心が高まっているために、2019年のTHC：CBD比は25：1に低下し、高CBD製品がより多く生産されていることが示唆された。

大麻成分の治療可能性に関する研究の対象は、大部分がTHCおよびCBDに限定されており、大麻に含まれるそれ以外のカンナビノイドのほとんどについては、生物学的活性に関する多くの謎が残されているが、これらのカンナビノイドの間にみられる「アントラージュ効果」（Mechoulam *et al.*, 2014）についてはかなりの議論が交わされている。つまり、大麻草全草が持つ効果は、その各構成部分の効果を足し合わせたよりも大きいのである。さまざまなカンナビノイドは、特定の受容体に対して異なる作用があるため、相乗的な、またときには拮抗的な作用が生じる。それはまるで、ほとんど無限にその構成要素を組み合わせ、混ぜ合わせることができるオーケストラのようなものである。ただし本書では、こうした大麻の成分の一つであるCBDの効果について現時点でわかっていることを明らかにすることに重点を置いている。本章では、CBDの化学的および薬理学的性質について述べる。

## カンナビジオールの化学的性質

カンナビジオール（CBD）は1940年に、米国のロジャー・アダムスの研究室の大麻（Adams, Hunt, and Clark, 1940）とイギリスのアレクサンダー・トッドの研究室にあったインド大麻樹脂（Jacobs and Todd, 1940）から単離された。彼らは、その化学的劣化や既知のカンナビノイド成分カンナビノールとの相関関係に基づいて、仮の部分構造を提唱した。1963年にミシューラムとシュヴォ（Mechoulam and Shvo 1963）が、そして1964年にはシャンタヴィ（Santavy, 1964）が、主に核磁気共鳴（NMR）データに基づいて、正しい全体構造を解明した。その絶対立体配置が決定されたのは1967年である（Mechoulam and Gaoni, 1967a）。

CBDは66～67℃を融点とする結晶性化合物である。そのNMRスペクトロスコピー分析と赤外線スペクトルはレビュー論文（Mechoulam and Gaoni, 1967b）で紹介されている。CBDの結晶構造はジョーンズら（Jones *et al.*, 1977）により決定され、芳香環とテルペン環はほぼ直交していることがわかった。これは、大麻の主な精神活性成分である$\Delta^9$-テトラヒドロカンナビノール（THC）の構造ではこの2つの環がほぼ同じ平面にあるのと対照的である。ただし、CBD中の2つの環は、溶液中および気体状態では自由に回転できるので、結晶状態における構造の違いはCBDとTHCの作用の違いとは無関係かもしれない。

### CBDの合成

報告されているいくつかのCBD合成方法（Jung *et al.*, 2019）のうち、最も効率的なのは、Petrzilkaらが最初に提唱（Petrzilka *et al.*, 1967）し、後に改良された

（Baek, Srebnik, and Mechoulam, 1985; 図 2.1）、p-メンタ-2,8-ジエン-1-オールとオリベトールとの酸凝縮であると思われる。このワンステップ反応の収率は 41% で、CBD を容易に合成できる。CBD に加え、この反応からは、あまり研究が行われていないカンナビノイド、abnormal CBD（abn-CBD）も合成される。

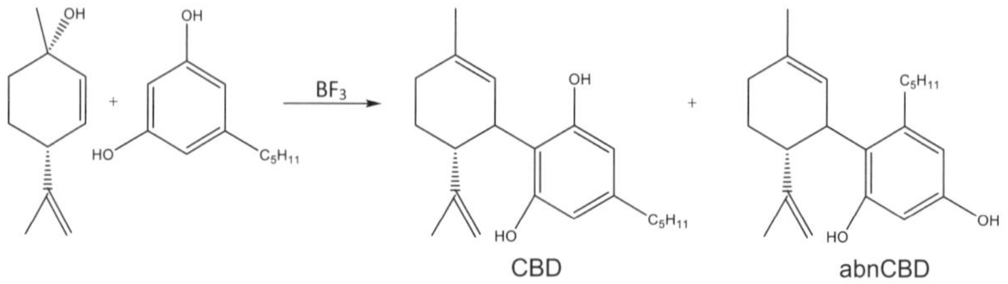

図 2.1　CBD の合成

## CBD の化学反応性

**酸性条件下**　強酸性条件下（p-トルエンスルホン酸［p-TSA］内で加熱）では、CBD はまず$\Delta^9$-THC に変換され、次に異性体$\Delta^8$-THC になる。異なる酸性条件下（三フッ化ホウ素内）では、CBD は環が閉じて、$\Delta^9$-THC、$\Delta^8$-*iso*-THC になる（図 2.2）（Gaoni and Mechoulam, 1966a, 1966b）。$\Delta^9$-THC に関しては何百もの研究論文があるが、やはり精神活性のある$\Delta^8$-*iso*-THC はほぼ完全に無視されてきた。

最近のことだが、胃の中の酸性条件をシミュレートした環境に CBD を長時間暴露させると、CBD が$\Delta^9$-THC に変換されるとの主張があった（Merrick *et al.*, 2016）。これに対し、Grotenhermen らは強く異を唱え（Grotenhermen *et al.*, 2017）、CBD から THC への変換は人体の胃の中では起こらないと主張し、シミュレートされた環境がヒトの体内環境を再現するものではない可能性があること、またこの反応は我々の実際の体内環境にはあてはまらないと思われるというエビデンスを示した。Grotenhermen らが強調した重要な点は、CBD は患者に経口投与しても大麻のような精神活性を引き起こさないのだから、精神作用のある THC への変換は起きていないということである。Grotenhermen が異論を唱えた論文は、元の論文の著者には受け入れられなかった（Bonn-Miller, Banks, and Sebree, 2017）が、その後さらにいくつかの論文が、CBD は動物の生体内では THC に変換されないという主張を裏付けている（Nahler *et al.*, 2017; Wray *et al.*, 2017; Crippa *et*

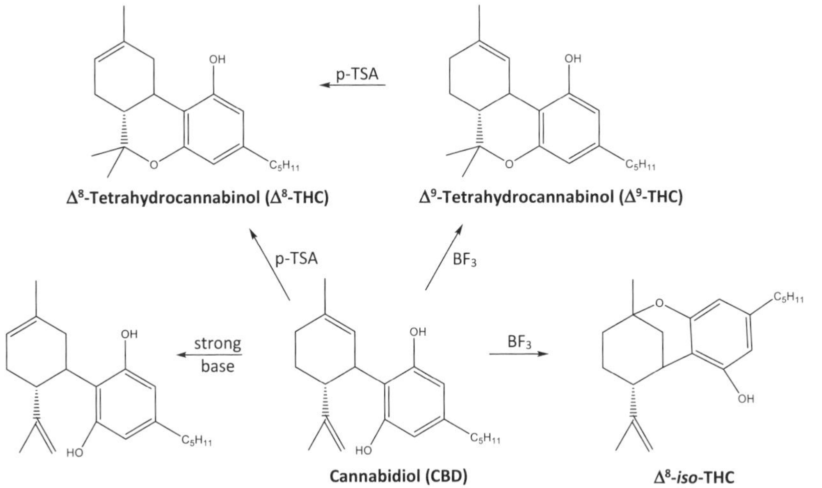

図 2.2　酸性および塩基性条件下における CBD の反応

*al*., 2020)。

**塩基性条件下**　特定の塩基性条件下（tert-ペンチルアルコールにカリウムを溶解）では、CBD は異性化して$\Delta^6$類似体になるが（Srebnik *et al*., 1984)、これはほとんど研究されていない（図 2.2)。異性化が起こるためには、どちらのフェノール基も遊離していなければならない。この反応には CBD フェノラートが関与していると思われる。天然の CBD（$\Delta^1$異性体）に反して、CBD の合成$\Delta^6$異性体は、アカゲザルに対して THC 様の作用を示した（Mechoulam and Hanus, 2002)。ここでも、前述した$\Delta^8$-*iso*-THC と同様に、大麻草に含まれる CBD（$\Delta^1$異性体）については何百もの論文が発表されているが、その$\Delta^6$異性体はまったく注目されていない。

**酸化**　酸素存在下の塩基中の CBD は、強力なトポイソメラーゼ II 阻害剤である p-キノン（図 2.3）に酸化される（Kogan *et al*., 2004; Kogan, Schlesinger, Priel *et al*., 2007)。マウスを用いた *in vivo* 比較試験では、CBD キノンは、やはりトポイソメラーゼ II 阻害剤であり広く使用されている抗がん剤ドキソルビシンよりも毒性が低く、腫瘍増殖の抑制効果が高いことが示されている（Kogan, Schlesinger, Peters *et al*.,

2007)。二酸化セレンによるCBDジアセテートの酸化はC-10位にアルデヒドを生成するが、クロム酸ナトリウムによる酸化はC-6位で起こる（Lander *et al.*, 1976; 図2.3）。いくつかの研究において、CBDが強力な抗酸化作用を有することがわかっており、これがCBDの神経変性疾患に対する有効性の理由である可能性がある（Hacke *et al.*, 2019）。

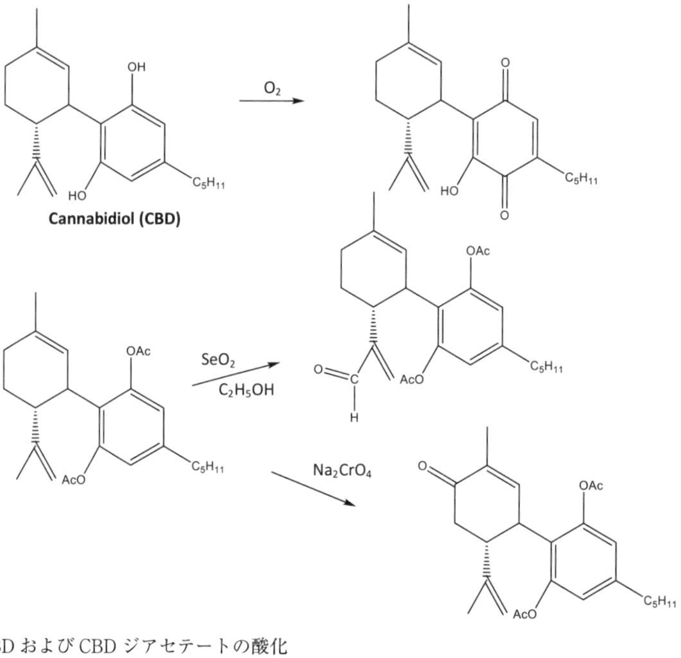

図2.3　CBDおよびCBDジアセテートの酸化

## CBDの光化学反応

メタノール中でCBDに450Wの照明を当てると、2種の1-メトキシジヒドロカンナビジオールが単離された混合物が得られる。同様に、シクロヘキサン中での照射によって生成される混合物からは、$\Delta^9$-THC、*iso*-THC、還元型CBD、シクロヘキサンのCBDへの付加生成物が単離される（Shani and Mechoulam, 1971; 図2.4）。光の照射に対して不安定であるというCBDの性質（これは溶液中でのみの可能性がある）は、実験室での研究や市販製品の製造において考慮されるべきである。

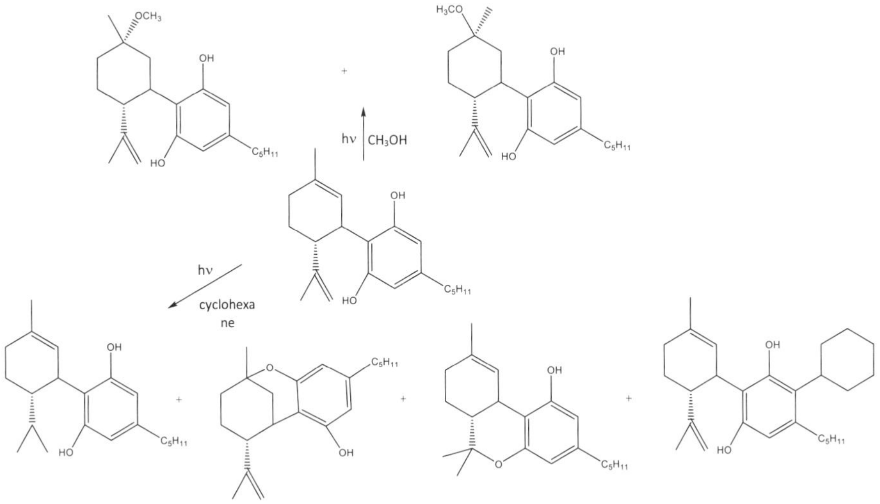

図 2.4　CBD の光化学反応

## (+)カンナビジオール

非天然(+)CBD 鏡像異性体（エナンチオマー）およびその誘導体のいくつかの存在が報告されている（Leite *et al.*, 1982; Hanus *et al.*, 2005)。驚いたことに、CB1 受容体に非常に弱く結合する(−)系列の化合物とは逆に、(+)CBD および(+)系列の誘導体の大部分は、CB1 受容体ならびにバニロイド受容体 1 型（TRPV1 として知られている）にナノモルという範囲で結合する（Hanus *et al.*, 2005; Bisogno *et al.*, 2001)。これらの化合物のいくつかは CB2 受容体にも弱く結合する。(+)CBD の誘導体の一つは、ラットの排卵阻害試験において、(−)鏡像異性体よりもその作用が強いことが報告されている（Cordova *et al.*, 1980)。

## カンナビジオール酸

実は CBD は天然産物ではない。大麻草が産生するのは不安定なカンナビジオール酸（CBDA）であり、それが、多くの場合は加熱または乾燥によって、酵素の助けを借りずに脱炭酸されて CBD になる（図 2.5)。ラットを用いた前臨床試験では、CBDA は CBD に比べ、悪心・嘔吐（Bolognini *et al.*, 2013; Rock and Parker,

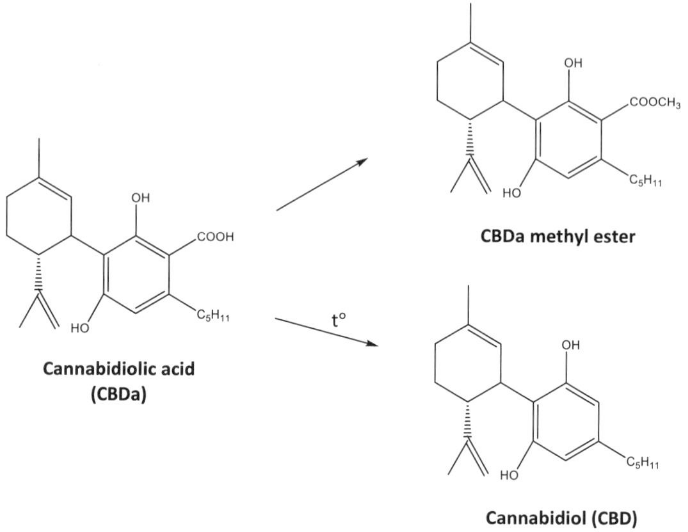

図 2.5　カンナビジオール酸の反応

2013)、ストレスによる不安（Bolognini *et al.*, 2013; Rock *et al.*, 2017)、炎症性疼痛（Rock, Limebeer, and Parker, 2018）の軽減作用が 100 ～ 1,000 倍強いことが示されている。高用量では、抗てんかん作用についても CBD に匹敵するようである（Anderson *et al.*, 2019)。ただし CBDA は不安定で、医薬品としては最適とは言えないかもしれない。最近になって、CBDA のメチルエステル（HU-580）の安定性が示され、その生物活性に関するいくつかの論文が発表されている。HU-580 は、セロトニン 1A（5-$HT_{1A}$）受容体を介して、ラットにおける悪心とストレスによる不安を抑えることができる（Pertwee *et al.*, 2018)。また動物モデルでは、神経障害性疼痛（雄に限る！）（Zhu *et al.*, 2020）およびうつ様行動（Hen-Shoval *et al.*, 2018）も抑制する。Murillo-Rodriguez らは最近、CBDA のメチルエステルが覚醒状態の時間を伸ばし、徐波睡眠時間を短縮させることを報告した（Murillo-Rodriguez *et al.*, 2020)。CBDA は側坐核におけるドーパミンとセロトニンの細胞外濃度を高めたが、前脳基底部ではアデノシンとアセチルコリンが増加した。

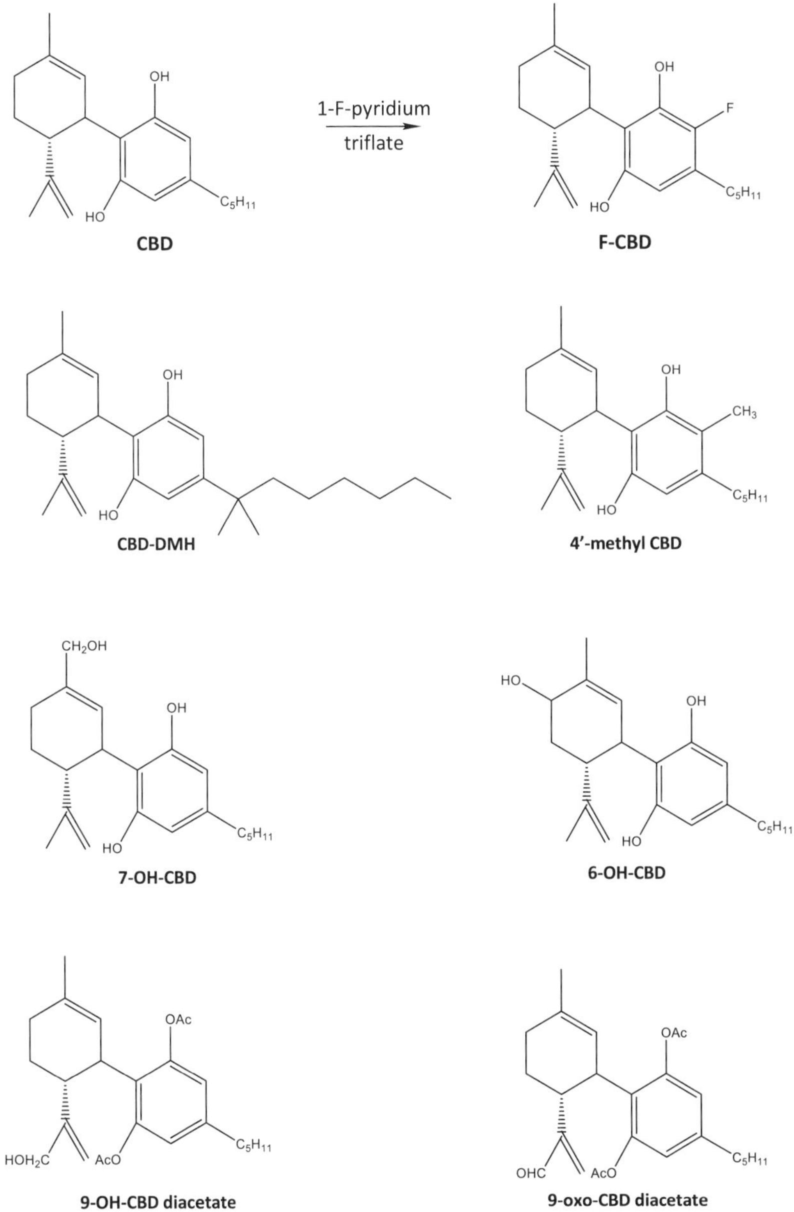

1-F-pyridium
triflate
OH
HO
$C_5H_{11}$
F
CBD
F-CBD
$CH_3$
CBD-DMH
4'-methyl CBD
$CH_2OH$
7-OH-CBD
6-OH-CBD
OAc
AcO
$HOH_2C$
OHC
9-OH-CBD diacetate
9-oxo-CBD diacetate


図 2.6　CBD 誘導体

### カンナビジオールの誘導体

今日使用されている医薬品の多くは、半合成誘導体（天然物を合成して作られたもの）であり、天然物の活性を高めたり、ヒトへの使用により適したものにするために開発されたもので、ペニシリンやコルチゾンはその典型的な例である。CBDの誘導体についても論文が発表されている。4'-F-CBDは、CBDの直接フッ素化によって生成された（Breuer *et al.*, 2016; 図2.6）もので、抗不安作用、抗うつ作用、抗精神病作用、および抗強迫作用を予測するマウスの行動試験において、CBDよりもかなり強力であることがわかった。また、マウスの疼痛を低下させた（Silva *et al.*, 2017）。

CBDのペンチル側鎖をジメチルヘプチル側鎖に置き換えることにより、CBD-ジメチルヘプチル（CBD-DMH）という新化合物が生じる。これはCBDと同様に、炎症性サイトカインの発生を下方制御し、病原性TMOG細胞の増殖を抑制し（Juknat *et al.*, 2016）、NF-κB活性を標的とすることでTNF産生を阻害する（Silva *et al.*, 2019）ことが明らかにされている。

その他に存在がわかっているCBDの誘導体には、6-ヒドロキシ-CBD（6-OH-CBD）、7-ヒドロキシ-CBD（7-OH-CBD）、9-ヒドロキシ-CBD（9-OH-CBD）、9-オキソ-CBDジアセテート（Lander *et al.*, 1976）、および4'-メチル-CBD（Edery *et al.*, 1972; 図2.6）がある。

### 結論　CBDの化学的性質

CBDの化学的性質は十分に確立されており、合成の容易さから入手もしやすい。以下に述べるように、CBDは複数の作用機序がある。毒性はなく、数々の治療効果があり、有害な副作用を引き起こすことが比較的少ないため、すでに治療薬として広く使用されている。ただし米国食品医薬品局（FDA）が認可しているのは一部のてんかんに対しての使用のみである。

## カンナビジオールの薬理学的性質

動物を使った前臨床研究は、CBDが、てんかん、疼痛、炎症、不安障害、精神症、依存症を含む多種多様な疾患の治療手段として評価されるべきであることを明らかにしている。臨床的には、CBD を用いた少数のヒト研究が行われており、てんかん、神経変性疾患、疼痛、不安障害、統合失調症、依存症を含む複数の疾患に対する治療の可能性が研究されている。国立衛生研究所のウェブサイト www.clinicaltrials.gov の最新情報によれば、前臨床研究で有望性が示されている適応症の多くについて、CBD（大部分は経口製剤）を用いた 276 件の臨床試験が、計画中、進行中、または完了している。市販の CBD 製品は、政府による監督のない栄養補助食品／医薬品としても販売されているが、「CBD のみ」と謳って販売されているこれらの製品の 69% は、ラベル表示が不正確であることが報告されている（Bonn-Miller *et al.*, 2017）（CBD 濃度については 43% でラベル表示が実際の濃度を下回り、26% では表示が実際の濃度を上回っていた。また 21% の製品には THC［最大 6.4mg/mL］が含まれていた）。CBD の普及にもかかわらず、推奨用量に関するガイダンスは進んでいない。その主な理由は、ヒトにおける CBD の薬物動態およびバイオアベイラビリティのデータが不足しているためである。経口摂取した CBD の人体におけるバイオアベイラビリティについて述べている論文はわずかである。同様に、用量決定に関する研究はほとんどなく、最小有効量に達するために求められる CBD の血中濃度に関する我々の理解は限られている。剤形や投与経路の違いが血流への吸収にどのような影響を及ぼすかについては情報が不足している。以下、現在入手可能なデータを検証する。

## CBD のバイオアベイラビリティ

バイオアベイラビリティ（生物学的利用能）という言葉は、投与された薬物の用量のうち、変質せずに全身循環に到達する割合を意味する。薬物を静脈注射によって直接血流に投与すると、そのバイオアベイラビリティは 100% である。薬物を経口摂取、吸入、あるいは（皮膚への塗布によって）経皮投与した場合、血中への吸収が不完全であるか、肝臓内の酵素による初回通過代謝により、バイオアベイラビリティが低下する。CBD のバイオアベイラビリティが投与経路によって異なることは明らかである。

バイオアベイラビリティは、薬物の薬物動態特性を反映する数多くの測定基準によって評価される。Cmax は記録された血液中の最大（ピーク）濃度を意味し、Tmax はそのピーク濃度に達するまでに要する時間を意味する。CBD の血中濃度時間曲線下面積（AUC）はng/Lで表す。AUCは、ある用量の投与後、実際に体内に届いた薬物の量を示し、体内への吸収量と排出量に左右される。薬物の消失半減期は、薬物の血中濃度が50%低下するまでに要する時間と定義される。すなわち、1半減期後には、体内の薬物濃度は開始時の濃度の半分になる。これらの数値を用いることで薬物のバイオアベイラビリティが明らかになる。CBDは一般に、臨床試験または調査研究においては、カプセルまたは油剤（オリーブまたはゴマ油など）に溶解した状態で経口投与される。舌下投与、経鼻投与、経皮投与もできるが、これらの投与経路による相対的な血中への吸収についてはよくわかっていない。

**喫煙・気化**　高CBDのヘンプ、あるいはCBD含有率の高い大麻品種を喫煙すると、肺から身体へ迅速かつ効率的に吸収される。エアロゾル化したCBDは、投与後5分から10分で急速に血中濃度がピーク値に達し、バイオアベイラビリティ（約31%）は経口摂取した場合よりも高いことが報告されている（Grotenhermen, 2003; Ohlsson *et al.*, 1986）。ベポライザー（通称e-シガレット）は通常、吸入する大麻製品を燃焼させない温度で作動するため、喫煙した場合と比べて使用者が暴露する毒性物質（一酸化炭素など）の量は少ない（Spindle, Bonn-Miller, and Vandrey, 2019）。気化した大麻の使用者は、大麻を主に喫煙する者と比較して呼吸器疾患の報告が少ないが、喫煙と気化させる場合とで、常用者の長期的な健康への影響がどう違うかは未だ不明である（Newmeyer *et al.*, 2016）。2019年、米国では、THC入りの製品のベーピングに関連した救急外来受診が急増したが、製品から酢酸ビタミンEが除去されたため、その後こうした事例は減少している。臨床検査データによれば、THCを含有するベーピング用製品の一部に添加剤として使われる酢酸ビタミンEが、こうした症例の増加と強く関連していた（Blount *et al.*, 2020）。ただし、ベポライザーの長期間の使用が有害であるかどうかはわかっていない。

**外用剤**　新手の大麻製品の中で最も人気のあるものの一部は局所用の製品で、軟膏、クリーム、ジェル、パッチなどがある。現時点では、これらの製剤の薬物動態プロファイル、行動への影響および使用状況の特徴を評価する比較対照試験や大規模なアンケート調査は行われていない（Spindle, Bonn-Miller, and Vandrey, 2019）。局所製剤のバイオアベイラビリティに関するデータはほとんどない。イヌを使った実験では、CBD（アプライドベーシックサイエンス社製）を含む経皮クリーム、経口CBDオイル、またはマイクロカプセル化したビーズに入った経口摂取用CBDを、75mgまたは150mgの用量で投与し、血中のCBD濃度を最初の12時間にわたって測定した（Bartner *et al.*, 2018）。最初の12時間のバイオアベイラビリティは、75mgの用量では、経皮クリームを塗るよりもCBD入りオイルを経口摂取する方が8倍高く、150mgの用量では3倍高かった。CBDは脂溶性が高いため、皮膚の外層（角質層）に蓄積し、それ以外の表皮を貫通しない。現在、新たなデリバリー技術が開発されており、モルモットを使った実験では、浸透率が約3倍高まっている（Paudel *et al.*, 2010）。最新の研究（第11章で詳述する）は、ラットに経皮吸収型のCBD（浸透促進剤と併用）を24時間間隔で7日間投与すると、依存症の動物モデルであるラットのアルコールまたはコカイン自己投与の再発が減少し、高架式十字迷路における不安も軽減されたことを示している（Gonzalez-Cuevas *et al.*, 2018）。

**経口投与**　CBDの最も一般的な投与方法は、経口または口腔粘膜スプレーである。www.clinicaltrials.govに掲載されている臨床試験の大多数は、CBDを経口投与するものである。CBDは脂溶性の高い薬物であり、消化管の水性環境への溶解度はわずか数ミリグラム/L程度であり（Samara, Bialer, and Mechoulam, 1988）、水溶性が低いため吸収が不完全となる。また、経口投与した場合、CBDは肝臓で初回通過代謝を受けるが（Martin, Harvey, and Paton, 1977）、かなりの部分（33%）は未変化のまま糞便として排泄される。ヒトを対象とした最も初期の研究では、CBD 20mgを経口投与した場合のバイオアベイラビリティは、肝臓での初回通過代謝が顕著であったことから、わずか6%と推定されている（Agurell *et al.*, 1981）。その後、サルにCBD 900mgを経口投与したところ、全実験を通じ、検出された血中CBD濃度は極めて低かった（Jones *et al.*, 1981）。イヌでは、経口CBD（180mg入りのゼラチンカプセル）が血中に検出されたのは6匹中わずか3匹で、バイオアベイラビリティ値はそれぞれ13%、13%、19%であった（Samara, Bialer, and Mechoulam, 1988）。

GW製薬の植物由来高純度経口CBD（エピディオレックス、100mg/mL）は、米国で2018年6月、レノックス・ガストー症候群（LGS）とドラベ症候群（DS）

の発作がある2歳以上の患者の治療薬としてFDAに承認された。4件の無作為化プラセボ対照試験（Devinsky *et al*., 2017; Devinsky, Patel, Cross, Villanueva, Wirrell, Privitera, Greenwood, Roberts, Checketts, VanLandingham, Zuberi *et al*., 2018; Devinsky, Patel, Thiele *et al*., 2018; Thiele *et al*., 2018）が、重篤かつ治療抵抗性のてんかんに対するCBDの効果と安全性を示している。最近、このCBD経口製剤（エピディオレックス）の単回投与用量漸増試験と反復投与薬物動態試験の両方を用いた第2相ヒト臨床試験が、健康な成人ボランティアを対象に行われた（Taylor *et al*., 2018）。単回投与群は、二重盲検、無作為化、プラセボ対照とし、健常被験者からなる4つのグループに、CBD 1,500、3,000、4,500、6,000mgまたは同量のプラセボを単回経口投与した。試験期間中、CBDおよび代謝物のCmaxは用量比例性より低い傾向で増加した――すなわち、用量が増加しても、Cmaxはそれと同様には増加しなかった。CBDおよび代謝物は血中に急速に出現し、Tmaxは投与量にかかわらず4～5時間だった。CBDの実効半減期は投与量に関係なく10～17時間の範囲内だった。CBDの脂溶性が高いことを考えると、高用量の溶解度律速が、Cmaxの用量依存的上昇がみられないことの理由である可能性が高い。Limらによる論文（Lim, Sharan, and Woo, 2020）は、健康な被験者に単回経口投与（5,000～6,000mg）を行った場合のCBD血中濃度―時間プロファイルを用いているいくつかの臨床試験をレビューし、CBD吸収は4,000mg前後で飽和して、体内に吸収される量（投与量にバイオアベイラビリティを乗じた量）は横ばいに近づくと結論した。吸収飽和が起きると、全身暴露量は用量の増加に比例して増加しない。

第1相無作為化二重盲検プラセボ対照試験（Taylor *et al*., 2018）の反復投与群では、2つのグループにCBD 750mgもしくは1,500mg、あるいは対応するプラセボを、一日2回、空腹時に7日間反復経口投与したところ、CBDの血中濃度は約2日で定常状態に達した。定常状態では、用量が2倍（750mgと1,500mg）になると、Cmaxが約1.6倍、AUCが約1.9倍増加し、暴露量はほぼ倍になった。つまり、単回投与とは異なり、反復投与の場合は、少なくともこの2通りの低用量に関しては、ほぼ用量比例的にバイオアベイラビリティが上昇した。定常状態では、CBDおよびその代謝物のTmaxは、投与量とは無関係に約3時間だった。6,000mgまでの単回投与、および最大1,500mgまでを一日2回反復投与した場合の忍容性は良好であり、試験期間中に報告された副作用（下痢、悪心、頭痛、および傾眠）はいずれも軽度および中等度であった。副作用による中止例はなかった。

また、第1相試験（Taylor *et al.*, 2018）では食事効果群が設定され、被験者は絶食（空腹）群と、絶食に続いて（高脂肪の）朝食を摂取する群とに無作為に割り振られ、後者では朝食開始30分後にCBDを投与し、その後4時間絶食させた。食後投与群では、CBDのバイオアベイラビリティが空腹時投与と比較して全群で増加した（Cmaxは4.85倍；AUCは4.2倍増加）。CBDのバイオアベイラビリティは食物によって明らかに増加する。ただし、CBDおよびその代謝物のTmaxまたは半減期に対する食事の影響は認められなかった。この結果は、最近の研究（Crockett *et al.*, 2020）でも確認されている。この研究では、健常成人を対象に、高脂肪／カロリー食（n=15）、低脂肪／カロリー食（n=14）、全乳（n=15）、またはアルコール（n=15）を摂った後に750mgのCBD（エピディオレックス）を与えて、絶食状態（n=29）でCBDを摂った場合と比較した。投与96時間後まで血液サンプルを採取し、液体クロマトグラフィーおよびタンデム質量分析法により分析したところ、絶食後にCBDを投与した場合と比較して、高脂肪／カロリー食を摂った後に投与されたCBDのバイオアベイラビリティは5.2倍、低脂肪／カロリー食後に投与した場合は3.8倍、全乳摂取後に投与した場合は3.1倍、アルコール摂取後の投与では3.1倍に増加した。食事状態はCBDのTmaxには影響しなかった。また、Birnbaum *et al.*, 2019では、難治性てんかんの成人を対象に、精製経口CBDカプセルの、食事の有無による薬物動態の違いを評価している。純度99%のCBDカプセルを、絶食（朝食なし）後と高脂肪の朝食（840～860kcal）後という条件下で単回投与し、投与後0時間から72時間にかけて、各条件下でのCBDの血中濃度を測るために採血を行い、液体クロマトグラフィー質量分析法により測定した。すると、食後に摂ったCBDのバイオアベイラビリティは、空腹時に摂った場合に比べ14倍高かった。副作用は報告されなかった。

明らかに、絶食状態では経口CBDのバイオアベイラビリティは低いが、食事を摂るとバイオアベイラビリティは有意に改善される。薬学研究において現在注目されていることの一つは、バイオアベイラビリティを高めるための、新たなCBDの送達媒体（CBDを溶かす溶液）の開発である。そのような媒介の例には、オレイン酸を多く含む長鎖脂肪酸の溶液中（Patrician *et al.*, 2019）、あるいは、直径

60nm未満のナノリポスフェア中（Atsmon *et al.*, 2018）にCBDを懸濁させたカプセルが含まれ、いずれも一般的なCBDと比較して高いバイオアベイラビリティを示す。

いったん血流に入ると、CBDは速やかに組織に分布し、THCと同様に、その高い脂溶性のため、脂肪組織に優先的に蓄積する可能性がある。

## CBDの代謝

CBDは肝臓で大部分が代謝される（Martin, Harvey, and Paton, 1977）。主要経路は水酸化による7-OH-CBDへの変換であり、それがその後さらに代謝されて多数の代謝産物が生じ、糞便および尿中に排泄される。ヒト肝ミクロソームを用いた*in vitro*試験（Jiang *et al.*, 2011, 2013）では、7種類のヒト・シトクロムP450（CYP）酵素がCBDを代謝でき、うち主要なものはCYP3A4とCYP2C19であることが示された。この2つの酵素はまた、臨床的に重要なさまざまな薬剤の代謝にも関与することが知られている。このことは、CBDがこの機序を介して他の薬剤と相互作用を引き起こす可能性を示唆している。実際、CBDによって$\Delta^9$-THCの代謝が阻害されるという報告がある（Jones and Pertwee, 1972）。最近の論文（Taylor *et al.*, 2019）では、中等度および重度の肝機能障害を有する被験者ではCBD代謝物の暴露量が増加したことが示唆されており、こうした患者ではCBDの用量の調整が必要であることが示唆されている――こうした患者は、より低用量から始めてよりゆっくりと増量すべきである。ただしCBDは、これらの患者群においても忍容性は良好であった。てんかんを対象とした最近の臨床試験では、CBDを、患者が処方された、薬物間代謝を妨げる可能性がある抗てんかん薬（典型的には3剤）とともに、補助的治療として投与した。その結果、CBDとクロバザム（一般的な抗てんかん薬）の併用投与は、クロバザムの主要活性代謝物である脱メチル体（N-desmethylclobazam）の血中濃度を上昇させることが示された。これはCBDがCYP2C19を阻害した結果である可能性が高く、クロバザム投与時によくみられる副作用である眠気が生じる可能性が考えられる（Geffrey *et al.*, 2015; Gaston *et al.*, 2017）。ただし、最近結果が報告された臨床試験（Gaston *et al.*, 2019）では、このような薬物間相互作用は、治療抵抗性てんかんの発作頻度および重症度の低下に対するCBDの効果を説明できないことが示された。興味深いことに、CBDの単回投与（120mg/kg、i.p.［腹腔内投与］）はマウスの肝臓で少なくとも1種類のCYPアイソザイムを不活性化したが、CBDを反復投与（120mg/kg、i.p.、4日間）すると、CBDのさらなる用量に耐性を持つアイソザイムが誘発されたことを示唆するデータがある（Bornheim and Correia, 1989）。このアイソザイムは、フェノバルビタール（てんかん発作を制御する一般的な抗けいれん薬）によってマウス内に誘発されるアイソザイムと類似しているようである。ある包括的レビュー（Balachandran, Elsohly, and Hill, 2021）では、CBDと他の医薬品、違法物質、アルコールとの相互作用について述べられている。

## CBDは体内でTHCに変換され得るか？

研究室においてある特定の方法を用いれば、CBDをTHCに変換することができる（Mechoulam and Hanus, 2002）。しかし、CBD使用者の体内でCBDがTHCに変換する可能性は非常に低い。CBDは、ヒトの消化管で発生し得る酸の存在下で自然にTHCに変換される可能性があるという*in vitro*試験の報告（Merrick *et al.*, 2016）があったものの、その後の研究で、この知見は特定の実験条件下に限定されており、CBDがヒトによって経口摂取された場合には起こらない可能性が高いことが示されている。エピディオレックスの販売元であるGW製薬が協力した最近の研究では、（消化器官の内容物がヒトに類似している）ミニブタを使って、CBDの反復投与（15mg/kg/day、5日間）後のカンナビノイドの胃および血中濃度を調べたところ、CBD投与後、血液および胃液中にTHCおよびTHC代謝物は検出されなかった（Wray *et al.*, 2017）。一般に、CBDの経口摂取後にこうした転換が人体内で起こるという実験的証拠はない。ある人体研究では、健康な被験者に600mgのCBDを投与したところ、THCおよびTHC代謝物（11-OH-THC、THC-COOH）はまったく検出されなかった（Martin-Santos *et al.*, 2012）。またCBDを長期投与しても、血中からTHCは検出されない。たとえば、ハンチントン病患者にCBD 10mg/kg/day（約700mg/day）を6週間投与した臨床試験では、CBDの平均血中濃度は5.9～11.2ng/mLの範囲内で、THCは検出されなかった（Consroe *et al.*, 1991）。さらに、最近の研究（Kintz, 2021）では、8人のボランティアが100mg/mLのCBDを含む電子タバコを吸入した後に血液を検査したところ、THCまたはTHC-COOHは検出されなかった（最終使用から15分後および45分後）。

血液検査は酸性条件下で行われたことから、この結果はCBDをベポライザーで摂取した場合に体内でCBDがTHCに変換するという証拠はないことを示唆しており、重要である。ごく最近の論文（McCartney *et al.*, 2021）は、CBDを経口摂取しても、口腔液検査装置の基準においてTHCの偽陽性は生じなかったと報告している。無作為化二重盲検クロスオーバーデザインによるある臨床試験では、健常被験者（n=17）は、高脂肪の栄養補助食品に混ぜたプラセボ、15mg、300mg、または1,500mgの純粋CBDを投与する4回の処置を受けた。試験開始時、処置後20分、145分、185分の時点で口腔液サンプルを検査したが、THCはいずれの試料からも検出されなかった。最近のレビュー論文では、高用量のCBDを摂取してもTHC様の作用（精神運動障害、心拍数増加、頻脈、口渇）は起きないことが一貫して示されている数々の研究をまとめている（Nahler *et al.*, 2017; Grotenhermen, Russo, and Zuardi, 2017）。全体として、ヒトにおけるCBD経口摂取が、臨床的に意義のあるTHC様の主観的・生理学的影響を引き起こす、あるいはTHCとその代謝物が感知できるほどの濃度で血中に現れるという証拠は存在しない。

## THC薬物検査に対するCBDの影響

THCのための尿検査に対するCBD暴露の影響は十分に研究されていないが、Spindleらは、被験者内クロスオーバーデザインを用いて、健常成人6人を対象に、100mgのCBDを経口摂取およびベポライザーで吸入した場合、CBD優位の乾燥大麻（CBD 100mg：$\Delta^9$-THC 3.7mg）をベポライザーで吸入した場合、およびプラセボを摂取した場合の尿中薬物動態プロファイルの特性を明らかにした（Spindle *et al.*, 2020）。尿中のCBD濃度のピーク値は、経口摂取した場合（平均Cmax：776ng/mL）の方がベポライザーで摂取した場合（平均Cmax：261ng/mL）よりも高かった。CBD濃度は、経口摂取後5時間、ベポライザーによる吸入後1時間以内にピークに達した。

CBDおよびCBD優位の大麻製品の使用が増加しているため、職場、刑事司法、薬物治療、その他の状況で一般的に使用される薬物尿検査に対するCBDの影響を理解する必要がある。尿は薬物試験における主要な選択肢であり、大麻への暴露の有無を判断するための最も一般的な検査対象は、$\Delta^9$-THCの代謝産物である11-ノル-9-カルボキシ-$\Delta^9$-テトラヒドロカンナビノール（THC-COOH）である。既存の薬物検査手順はCBDの検出を目的としないが、THCが混入したCBD製品を摂れば、理論的には薬物尿検査でTHC-COOH陽性という結果になる可能性がある。実際、政府の監督がないCBD製品の業界の性質を考えると、CBDのみを含むものと偽って宣伝していながら、ごく微量から陶酔作用を起こし得る（そして薬物検査で検出される）量まで、さまざまな範囲の濃度で$\Delta^9$-THCが含まれている可能性もある。また、ヘンプ由来のCBD製品は0.3%までの$\Delta^9$-THCを含むことができ、FDAが承認したCBD医薬品エピディオレックスでさえ、微量（0.1%未満）の$\Delta^9$-THCが含まれている可能性があり、場合によってはTHC検査で陽性という結果が出る危険性もある。米国で連邦政府によって行われる職場での薬物検査に関する必須ガイドラインに定められた検査手法と閾値を用いて行った尿検査では、一度に100mgのCBDを経口摂取あるいは吸入しても陽性にはならなかった（Spindle *et al.*, 2020）が、100mgのCBDと3.7mgの$\Delta^9$-THCを含む大麻の吸入は、6人の被験者のうち2人が陽性という結果だった。CBDの尿中濃度は、CBDを経口摂取した方が吸入した場合より高くなり、ピーク濃度に達するのが遅かった。本研究では、食事を摂った後のヒトの腸内においてCBDが$\Delta^8$-THCまたは$\Delta^9$-THCに変換するというエビデンスはなかった。ただし、空腹状態で消化管がより酸性の状態でも変換が起こらないかどうかは不明である。

## CBDの薬力学的性質

CBDのさまざまな作用は、複数の分子作用がもたらすものであることが報告されている。CBDの薬力学的性質の要約を表2.1に示す。CBDが持つ無数の潜在的治療効果は、これらの多様な作用機序に関連しているとの主張もある。

CBDは、CB1またはCB2受容体に直接は作用しないようである。結合アッセイにおいて測定可能な反応はほとんどみられず、CBDがCB1受容体またはCB2受容体と結合するのは高濃度（10$\mu$M以上）の場合においてのみであることがわかっている（Pertwee, 2008）。ただし、HEK293A細胞のヒトCB2受容体を用いた研究で、CBDが部分作動薬として働く（nM程度）ことが最近になって報告されている（Tham *et al.*, 2019）。CBDは両カンナビノイド受容体に間接的に作用するようである。CBDはCB1受容体のネガティブ・アロステリックモジュレーターであり、それによって、THCおよび他のCB1作動薬の作用の非競合的拮抗薬として作用す

表2.1　CBDの薬力学的性質

| 受容体 | イオンチャネル | 酵素 | その他 |
| --- | --- | --- | --- |
| CB1/CB2と低親和性<br>CB1またはCB2のネガティブ・アロステリックモジュレーター<br><br>$5HT_{1A}$作動薬<br><br>ペルオキシソーム増殖因子活性化受容体γ（PPARγ）活性剤<br><br>GPR55拮抗薬<br><br>GPR18作動薬<br>GPR3, GPR6, GPR12の逆作動薬<br><br>アデノシン受容体作動薬 | TRPV1,<br>TRPV2,TRPV3,<br>TRPM8を活性化<br><br>カルシウムチャネル阻害薬 | FAAH阻害薬<br><br>CYP1A1, CYP2B6, CYP2C19, CYP3A4, CYP3A5を阻害<br><br>シクロオキシゲナーゼ（COX）阻害薬／作動薬 | FABPと結合（競合的拮抗薬）<br>アデノシン再取り込み阻害薬 |

略称：$5HT_{1A}$, セロトニン1A；CB1, カンナビノイド受容体タイプ1；CB2, カンナビノイド受容体タイプ2；CBD, カンナビジオール；CYP, シトクロムP450；FAAH, 脂肪酸アミドヒドロラーゼ；FABP, 脂肪酸結合タンパク質；GPR, Gタンパク質共役受容体；TRPM, メラスタチン関連一過性受容体電位型チャネル；TRPV1, 一過性受容体電位型チャネルサブファミリーVメンバー

る（Laprairie *et al.*, 2015）。またCB2受容体においてもネガティブ・アロステリックモジュレーターとして作用することが報告されている（Martinez-Pinilla *et al.*, 2017）。動物実験によれば、CBDはまた、CB1およびCB2受容体の内因性リガンドであるアナンダミドの作用を、脂肪酸アミドヒドロラーゼ（FAAH）によるその酵素分解を阻害することによって増強する可能性がある（Bisogno *et al.*, 2001）。ただしこの作用機序は、ヒトでは起こらない可能性もある（Criscuolo *et al.*, 2020）。CBDは、炎症の動物モデルにおける一酸化窒素（NO）の産生、炎症性サイトカインの誘導および転写因子の発現と活性酸素種（ROS）の産生を抑制する。しかし、がん細胞においては、CBDはROSを生成することが可能であり、それによって細胞毒性、またはアポトーシスおよびオートファジーを引き起こす（Ligresti *et al.*, 2006）。

CBDはまた、内因性カンナビノイド以外の神経伝達物質のいくつかについてもシグナル伝達を調節することが示されており、それが治療効果をもたらしている可能性がある。CBDが5-$HT_{1A}$受容体でのセロトニン活性を亢進させることを示唆するエビデンスはかなりの数が存在し（Rock *et al*., 2012; Russo, Burnett, and Hall, 2005)、それがCBDの悪心抑制、制吐、抗不安作用を媒介している可能性がある。また、その他にもいくつかの神経伝達物質系に作用することが示されており、その中には、アデノシンの取り込み阻害、TRPファミリーに属するいくつかのチャネル（TRPV1、TRPV2、TRPA1）の作動、グリシン受容体サブタイプの活性強化、ペルオキシダーゼ増殖因子活性化受容体γ（PPARγ）の活性化、オーファンGタンパク質共役受容体GPR55の阻害などが含まれる（Pertwee, 2008)。このように複数の作用標的を持つことが、CBDが多様な適応症に対して治療可能性を持つことの鍵であると考えられる。それぞれの疾患に関して考え得るCBDの作用機序については、関連各章で検証する。

## CBDの安全性および毒性

CBDの安全性および毒性を評価したレビュー論文がいくつかある（Iffland and Grotenhermen, 2017; Bergamaschi, Queiroz, Zuardi *et al*., 2011)。一般に、*in titro*および前臨床動物実験では､CBDの毒性は比較的低いことがわかっている。しかし、ヒトにおける長期使用の毒性、特に精神症を含む多くの適応症の治療に用いられる高用量のCBDの毒性についてはあまり理解されていない（第10章参照)。また、妊娠中および授乳中の母親によるCBDの使用が胎児および乳児の発達に及ぼす影響に関するデータもない。CBDは腫瘍細胞の増殖に影響するが、ほとんどの非腫瘍細胞には影響を及ぼさない（Massi *et al*., 2006)。エビデンスは非常に限られているが、CBDは胚細胞の発達に影響しないようにみえる（Paria, Das, and Dey, 1995)。前臨床動物実験（Rosenkrantz, Fleischman, and Grant, 1981）によれば、概してCBDは、極めて高用量を投与（たとえば、サルに対して150mg/kgを超える用量を一度に静脈内投与、または90日間にわたって毎日30mg/kgを超える用量を経口投与）しない限り、さまざまな生理学的・生化学的パラメータにも、行動にも、それ単独では影響を及ぼさない。免疫系への影響ははっきりしておらず、高用量では免疫抑制作用、低用量では免疫刺激作用を示すエビデンスが存在する。

CBDは、一部CYP酵素の阻害を介して薬物相互作用を引き起こす可能性がある（Sholler, Schoene, and Spindle, 2020; Balachandran, Elsohly, and Hill, 2021）。CBD単独、および他の薬剤との併用が肝機能に及ぼす影響については、継続的なモニタリングが必要である。具体的には、CBDには、一般的な処方薬および市販薬の多くの代謝に関与する複数種のCYP薬物代謝酵素の代謝活動を阻害する可能性がある。さらに具体的に言うと、CBDを特定のCYP酵素（たとえばCYP2C9、CYP2D6）によって代謝される薬物と併用投与した場合、これらの薬物の代謝が遅くなる可能性がある。たとえば、難治性てんかんの小児を対象とした研究では、エピディオレックス（5～25mg/kg/day）をクロバザム（抗てんかん薬）と併用投与すると、クロバザムの活性代謝物（ノルクロバザム）の血中濃度が約500％上昇することが明らかになった（Geffrey *et al.*, 2015）。最近のレビュー論文（Balachandran, Elsohly, and Hill, 2021）では、CBDが抗てんかん薬、抗うつ薬、オピオイド鎮痛薬、THCと相互作用することが報告されているが、驚くべきことに、アセトアミノフェンやアルコールを含む、その他いくつかの一般的な薬物とも相互作用がみられた。この分野については引き続き研究が必要である。

THCとは対照的に、CBDは通常の条件下では心拍数や血圧に影響を与えないが、ストレス動物モデルでは心拍数や血圧を低下させる（Sultan *et al.*, 2017）。ヒトを対象としたいくつかの臨床試験で、治療抵抗性てんかんの治療薬としてのCBDの安全性と毒性が評価されている。これらの試験を徹底的に検証した結果（Iffland and Grotenhermen, 2017）、最も報告の多かった副作用は疲労、下痢、体重または食欲の変化であることが明らかになっている。CBDは補助療法として使用されるのが最も一般的であるため、CBDの肝酵素への影響、他の薬物との相互作用、および胎児の発育への影響に関して、さらなる臨床研究が必要である。

CBDを用いたランダム化臨床試験に関する、より最近のメタ分析（Chesney *et al.*, 2021）では、CBDを投与された被験者が自発的に試験から離脱する率が、プラセボ群と比較して高かったことが示唆されている。離脱率はCBDの用量とも関係しており、低用量（20～400mg/day）ではプラセボと差がなかった。重篤な副作用が報告されたのは高用量（1,400～3,000mg/day）の場合のみであり、特にCBDと相互作用する可能性のある他のてんかん治療薬を服用している小児を対象としたてんかんの研究で報告が多かった。健康補助食品に含まれるCBDの用量は通常、はるかに低い（5～20mg/day）ため、有害事象の発生率はずっと低いと考えられるが、これはまだ実証されていない。一部の市販CBD製品は、ラベル表示が不正確だったり、純粋なCBDが含まれていなかったり、他のカンナビノイドや汚染物質が含まれている可能性があるため、この問題についてはさらなる調査が必要である。

## CBDの依存性と乱用の可能性

CBDによる身体的な依存や耐性の形成の可能性に関する、ヒトを対象とした対照試験は行われていないが、前臨床の動物実験では、CBDは依存性を生じないようである。この実験では、雄マウスにCBD（0.1、1、3mg/kg）またはTHC（1、3、10mg/kg）を14日間連続投与し、脳虚血に対してこれらの化合物が持つ神経保護作用に耐性が形成されるかどうかを調べた。期間中、THCの神経保護作用には耐性が発現したが、CBDには耐性形成は認められなかった（Hayakawa *et al.*, 2007）。同様に、7日間の投薬を行っても、CBDの抗悪心作用に対して耐性が発現することはない（Rock, Sullivan, Collins *et al.*, 2020）。またCBDには乱用の可能性もないことが、脳内自己刺激行動（ICSS）の刺激頻度の低下、中脳辺縁系におけるドーパミン放出、条件付け場所嗜好性試験、および薬物弁別試験を含む、さまざまな動物モデルを用いた実験によって示されている。低用量（5mg/kg）のCBDは、ICSSに必要な閾値を変化させなかったが、高用量（10および20mg/kg）では、乱用薬物（アンフェタミン、コカイン、アヘンなど）とは逆に、閾値を上昇させた（Katsidoni, Anagnostou, and Panagis, 2013）。ほとんどの乱用薬物とは異なり、CBDは、中脳辺縁系腹側被蓋領域―側坐核経路（French, Dillon, and Wu, 1997）からなる報酬系の細胞におけるドーパミン放出を変化させなかった。また、ラットにおいて、CBD（10mg/kg）単独では条件付け場所嗜好性も条件付け場所嫌悪も生じないが、CBDおよびTHCの用量を段階的に増やしていくと（1、3、10mg/kg）、THC単独ではみられない条件付け場所嗜好性が生じる傾向を示す（Klein *et al.*, 2011）。これは、受容体の作用が変化したというよりもむしろ、薬物動態学的相互作用がTHC濃度の上昇につながることを示している可能性がある。THCと溶媒を識別するように訓練されたラットは、CBDに対してTHCと同様の薬物弁別を示さない（Vann *et al.*, 2008）。動物モデルにおいては、CBDそれ自体が報酬効果や嫌悪効果をもたらさないことは明らかである。

CBDの乱用の可能性に関するヒトを対象とした研究は限られている。しかし、ある無作為化二重盲検プラセボ対照試験では、CBDはTHCとは異なり、健常な被験者にCBD 600mgを単回経口投与しても乱用の可能性がないことが示された(Martin-Santos *et al.*, 2012)。THCはCBDと違い、10mgの経口投与が、酩酊感、多幸感、鎮静作用、幻覚作用、精神症症状の増悪、および不安感と関連していた。同様に、THCは心拍数を増加させたが、CBDはさせなかった。最近の、非常に厳密に行われた無作為化二重盲検個人内調査研究(Haney *et al.*, 2016)では、CBD(0、200、400、800mgを経口投与)と非活性(THCを0.01%含有)および活性(THCを5.3～5.8%含有)の喫煙用大麻を併用し、健康な大麻喫煙者における乱用の可能性を評価した。被験者は、大麻喫煙の90分前にCBDを摂取する8回の外来セッションを完了した。0mg/kgのCBD(プラセボ)を投与されたグループでは、活性大麻を自己投与する被験者の数は有意に多く、非活性大麻投与群と比較して時間依存的に主観的評価と心拍数が高まった。非活性大麻を併用したグループでは、CBDは有意な精神作用、心血管系への作用、その他の影響を生じなかった。活性大麻の自己投与、主観的効果、大麻の品質の評価については、プラセボ群との比較において、CBDの用量の多少は影響しなかった。これらの結果は、CBDを経口投与した場合、喫煙された大麻が持つ、強化効果、生理作用、またはポジティブな主観的効果を軽減させないことを示している。

## 結論　CBDの薬理学的性質

CBDは多様な分子標的を有し、その中には、カンナビノイド受容体への間接的な作用、TRPVおよび$5\text{-HT}_{1A}$受容体の活性化があるほか、現在さらなる受容体標的が研究されている。CBDがもたらす数々の健康への恩恵は、CBDの作用機序が広範にわたるためであるとの主張もある。医薬品グレードのCBDは副作用が少なく、良好な安全性プロファイルを有するというのが一致した意見であるが、これがすべての集団、あるいはすべてのCBD製品にあてはまるとは限らない。政府による監督のない消費者製品のラベル表記が不正確である場合があるからである。また、CBDを毎日、慢性的に摂取することで、肝臓のシトクロムP450薬物代謝酵素の活性を阻害するとの報告も少数だが存在する。CBDと他の薬物との相互作用に関するさらなる研究が極めて重要である。

CBDを治療に使う際の最も一般的な方法は経口投与だが、これは初回通過代謝および胃中の酸性環境のためにバイオアベイラビリティが低く、治療効果のあるレベルに達するにはかなりの高用量を必要とする。しかし、ヒトを対象とした試験では、低用量を食物とともに反復投与すると、血中のCBD濃度は定常状態に達することがわかっている。局所的に用いられたCBDのバイオアベイラビリティはほとんど研究されていない一方、CBDを喫煙またはベポライザーで吸入した場合にはバイオアベイラビリティが高くなる。CBDは肝臓でCYP酵素ファミリーによって代謝され、そのうち最も一般的なのは、臨床的に重要な数々の薬剤の代謝に関与するCYP3A4とCYP2C19である。このことは、CBDがこの機序を介して薬物相互作用を生じる可能性を示唆している。CBDはまたこの機序によって、THCの作用の一部を阻害する場合もある。CBDはTHCとは異なり、乱用の可能性はなく、有害な副作用も比較的少なく、また酩酊を起こすこともない。CBDは複数の受容体に作用する。これらの受容体に関しては、適応症ごとにその作用機序について以下の章で検証する。

# 3
# CBD と THC の相互作用

THC とは異なり、CBD は酩酊作用を持たないようにみえるが、THC と同時に摂取した場合は THC と相互作用して、THC の作用を打ち消す、あるいは増強する可能性がある（Boggs, Nguyen *et al.*, 2018; Freeman *et al.*, 2019)。多くの動物実験およびヒトを対象とした臨床研究で、CBD が THC の有害作用を一部減少させる可能性があることが示されている（Osborne, Solowij, and Weston-Green, 2017)。大麻使用者を対象とした臨床研究では、より CBD の含有量が高い大麻（使用者の毛髪分析、植物検体の分析、または推定比例暴露によって査定）は、より良い認知能力、特に記憶力（Morgan *et al.*, 2018; Morgan, Schafer *et al.*, 2010)、および精神症症状の少なさ（Morgan and Curran, 2008; Schubart *et al.*, 2011）と関連づけられている。大麻使用者を対象として、CBD 200mg/day を 10 週間連続投与したオープンラベル試験では、精神症状と認知力の改善、海馬サブフィールド体積の増加が認められた（Beale *et al.*, 2018; Solowij *et al.*, 2018)。別の試験では、事前に CBD を経口投与すると THC の静脈内投与による認知障害および妄想誘発作用が軽減し（Englund *et al.*, 2013)、THC と CBD の同時注入は、THC による不安感および主観の変化を阻害した（Zuardi *et al.*, 1982)。

高 THC 大麻品種を栽培するためには、選抜育種によって大麻草中の CBD を排除することが必要であり、その結果最近まで、市中で流通する典型的な大麻に含まれる CBD は、非常に微量であるか、またはまったく含まれていなかった（ElSohly *et al.*, 2016)。実際に、高 THC の大麻が精神症様の症状を引き起こし（Di Forti *et al.*, 2009)、脳に対する有害性からの保護作用が欠如している（Yucel *et al.*, 2016）のは、CBD が含まれていないことが一因なのではないかと推測されている。一部の研究者は、ハーム・リダクション戦略として、また治療効果を最大にするために、育種によって CBD を大麻草や大麻製品に戻すことを推奨している（Englund *et al.*, 2017）。米国麻薬取締局によって最近押収された大麻の検体は、THC：CBD の比率が 2017 年の 104：1 から 2019 年には 25：1 になっており（ElSohly *et al.*, 2021）、CBD の含有量が高い大麻草がより多く生産されていることを示している。

## 薬力学的作用

CBD と THC のこうした相互作用は、エンドカンナビノイド系内で起こると考えられる。THC が CB1 および CB2 受容体の部分作動薬（パーシャルアゴニスト）であるのに対し、CBD は CB1 および CB2 受容体の低親和性リガンドであり、CB1 受容体（Laprairie *et al.*, 2015）および CB2 受容体（Martinez-Pinilla *et al.*, 2017）のネガティブ・アロステリックモジュレーターとして、（THC やアナンダミドなどの）作動薬の結合を減少させる一方、FAAH の阻害を介してエンドカンナビノイド・トーン（エンドカンナビノイド系の全体的な状態）を改善させ（Bisogno *et al.*, 2001）、最終的にアナンダミドなどの脂肪酸濃度を上昇させる。しかしながら、CBD による FAAH 阻害作用が起きるのはげっ歯類の細胞においてのみであり、ヒトの細胞ではそれが起こらないということが最近示唆されている（Criscuolo *et al.*, 2020）。CB1 と CB2 受容体に対して CBD と THC が持つ真逆の作用は、体内でこの 2 つの化合物が起こす相互作用の薬理学的メカニズムを説明する可能性がある。ただし、CBD もまたカンナビノイド受容体以外の受容体（たとえば $5\text{-HT}_{1A}$、TRPV1、アデノシン受容体）にも作用するので、THC との機能的な相互作用はさらに複雑である。

## 薬物動態

CBD の有無による THC の薬物動態の変化は、この 2 つの相互作用の一部を説明できるかもしれない。前臨床モデルにおける CBD と THC 相互作用の方向（増強または減弱）は、CBD および THC 投与の相対的時間に依存する可能性があり、CBD を THC 投与の 30 分前（あるいは最高 24 時間前まで）に投与すると、ラットに対する THC の作用が増強されることが示されている一方、同時投与では

THCの作用を阻害する可能性がある（Zuardi, Hallak, and Crippa, 2012）。THC投与前のCBD投与がTHCの作用を増強させるのは、THCを代謝する肝酵素P450をCBDが阻害することによる、脳が暴露するTHC量の増加が関連していると考えられる（Jones and Pertwee, 1972）。THCと等量のCBDを先に投与し、30分後に検査すると、脳内のTHCレベルはほぼ2倍になった（Klein *et al.*, 2011）。つまり、動物実験からは、THC投与の前にCBDを投与すると、（CBDが肝臓による代謝を阻害するため）体内のTHC濃度が高くなり、より顕著なTHC効果をもたらす可能性があることが示唆されるようである。

これまでに、ヒトにおけるCBDとTHCの相互作用の薬物動態を評価した試験は8件あり、そのほとんどで、CBDはTHCの薬物動態プロファイルを有意に変化させないと報告されている。ただしこれらの研究のうち3件は、CBDがTHC代謝にわずかに影響した可能性を示唆している（Freeman *et al.*, 2019）。14人の被験者を対象とした研究では、ベポライザーでTHC（13.75mg）とCBD（13.75mg）を同時に吸入すると、THC（13.75mg）のみを吸入した場合と比較して、THCの最高血中濃度が高いことが示された（Arkell, Kevin *et al.*, 2019）。CBD（5.4mg）とTHC（10mg）を同時に経口投与すると、THCを代謝産物11-ヒドロキシ-THCに変換するシトクロムP450酵素をCBDが部分的に阻害することにより、THCの代謝が変化した（Nadulski *et al.*, 2005）。ただしこの結果は、24人の被験者の間で大きなばらつきがあった。CBDとTHCの併用は、男性よりも女性でTHC代謝産物をより多く産生したが、この差はTHC単独ではみられなかった（Roser *et al.*, 2009）。被験者36人を対象とした試験では、CBD（600mg）またはプラセボを先に投与しても、THC投与後の血中濃度に有意差は認められなかった（Englund *et al.*, 2013）。被験者6人を対象とした小規模なクロスオーバー試験では、THC（1.25mg）の静脈内投与後の血中濃度は、先にCBD（5mg）を静脈内投与しても、プラセボを投与した場合と比較して、影響を及ぼさないことが明らかになった（Bhattacharyya *et al.*, 2010）。CBD 1,500mgの経口摂取は、静脈内投与されたTHCの薬物動態を変化させなかった（Hunt *et al.*, 1981）。最後に、THC（5および15mg）の経口摂取は、CBD 5mgに対してTHC 5.2mg、あるいはCBD 15mgに対してTHC 16.2mgを含むナビキシモルス（CBDとTHCの混合物）を粘膜投与した際と同様の最高血中濃度を示した（Karschner, Darwin, Goodwin *et al.*,

2011)。現時点で得られている限られたデータは、CBD が人体内での THC 代謝に及ぼす影響は、たとえあったとしても極めて小さいことを示唆している。ただし、個人差が大きく、投与経路が多様で、CBD と THC の投与のタイミングも異なることが多く、また、薬物暴露後の採血のタイミングもばらばらであることから、これらの試験を比較するのは困難である。

## CBD と THC の相互作用について基礎研究から得られるエビデンス

基礎研究における動物試験に関する文献には、CBD と THC の間に相互作用が存在するというかなりのエビデンスがあり、CBD が、たとえば記憶障害といった THC の有害作用を軽減させることを示唆するもの（Wright, Vandewater, and Taffe, 2013）や、悪心の予防など THC の有益な作用を増強させることを示唆するもの（Rock, Sullivan, Pravato *et al.*, 2020）がある。これはある程度用量依存的であり、低用量の CBD は THC の作用を増強し、高用量の CBD は THC の作用を減少させることが示唆されている（Zuardi, Hallak, and Crippa, 2012; Solowij *et al.*, 2018)。事実、げっ歯類を使った実験では、拮抗作用がみられるためには CBD：THC 比が 8：1 である必要があるが、増強作用は 2：1 でみられることが示唆されている（Zuardi, Hallak, and Crippa, 2012)。しかしながら、サルでは、CBD を THC と同時または 30 分前に投与した場合のいずれも、THC による行動障害を減少させた（Wright, Vandewater, and Taffe, 2013)。また THC に対する CBD の比率が 1:1 から 3:1 で、THC が認知機能に与える影響の減弱に有効であった（Jacobs *et al.*, 2016; Wright, Vandewater, and Taffe, 2013)。ただし最近行われたある研究で、思春期の非ヒト霊長類において、THC と CBD の連日投与は THC 単独で生じる認知障害を改善しないことが示唆されている（Withey *et al.*, 2021）が、CBD は高用量の THC を一度に摂取することで生じる嘔吐を阻害した（第 6 章参照)。こうした作用の違いの原因は種差である可能性がある。

THC は中脳皮質辺縁系ドーパミン活性を増強し（French, Dillon, and Wu, 1997)、CBD はそれを減弱させる（Renard *et al.*, 2016, 2017; Hudson *et al.*, 2019）ことを示すエビデンスも存在する。この相反する作用は、THC が精神症や依存症を引き起こす一因となり得る、THC による中脳辺縁系神経路内の分子経路の活性化を、CBDが減弱化させることによるものと考えられる。

高用量のCBD（20mg/kg）は、げっ歯類において、THC（1mg/kg）によって生じた社会的相互作用の欠落を逆転させることが示されている（Malone, Jongejan, and Taylor, 2009）。マウスまたはラットにおけるTHCの抗侵害受容作用は、CBDの非常な高用量（30mg/kg、静脈内投与）によって増強され（Varvel *et al.*, 2006）、これにはTHC血中濃度の上昇も伴っていた。このことは、CBDがP450肝酵素との相互作用によってTHCの代謝を阻害したことを示唆している（Jones and Pertwee, 1972）。CBDとTHCを1：1の比率で併用すると、THCの自発運動抑制作用を増強し、同時にTHCによる低体温を防いだ（Todd and Arnold, 2016）。青年期にCBD（3mg）とTHC（3mg）を3週間にわたって毎日併用投与したところ、マウスにおけるTHC誘発性の認知障害および行動障害の発現が抑制された（Murphy *et al.*, 2017）。用量によって結果にばらつきがあるのは、THCおよびCBDの二相性効果と関連がある可能性がある（Pertwee, 2008）。動物を用いた多くの単回投与試験で、CBDのベル型用量反応曲線が報告されている。たとえば動物モデルでは、低用量のCBD（2.5～10mg/kg）は不安を軽減したが、高用量では軽減しなかった（Guimaraes *et al.*, 1990）。同様に、ヒトを対象として、人前で話す状況をシミュレーションしたテストでは、経口投与されたCBD（100、300、900mg）はベル型の曲線を示し、中用量（300mg）が不安の軽減に最も有効であった（Linares *et al.*, 2019）。したがって、試験によって異なる結果は、絶対用量、CBD：THCの比率、投与経路、両者への暴露のタイミング、被験動物の種類などに依存していると考えることが可能である。

## ヒトにおけるCBDとTHCの相互作用

ヒトにおけるCBDとTHCの相互作用に関するエビデンスは、横断的な集団ベースの研究と少数の臨床試験に限られており、そのほとんどは、CBDはTHCの作用を減弱させるか、あるいは影響しないことを示唆している。ただしこれらの研究の多くは、実験データではなく相関データに基づいているため、その解釈には注意が必要である。

## 心拍数・血圧

CBDとTHCを併用した場合の心拍数に対する作用に関する研究報告は10件あり、うち8件は、THC単独およびTHCとCBDの併用によって、ベースラインの測定値またはプラセボと比較して心拍数が増加したが、THC単独と2剤の併用との間では有意差は認められなかったと報告している（Freeman *et al.*, 2019）。対照的に、初期に行われた小規模な並列デザイン（n=5/群）試験では、THC（30mg）の単独経口摂取により心拍数が有意に増加したという結果が報告された。THCと併用してCBDを経口摂取した場合、低用量（15mg）ではTHCによる心拍数増加を増強したが、高用量（30および60mg）ではTHCによる心拍数増加が起きなかった（Karniol *et al.*, 1974）。このような、心拍数に対するCBDとTHCの作用のばらつきは、やはりCBDの作用の二相性を示している。

CBDとTHCの相互作用が血圧に与える影響について報告した研究は3件あり、うち2件が、血圧に対するTHCの作用をCBDが変化させる可能性を示唆している（Freeman *et al.*, 2019）。1件の研究では、拡張期血圧に有意な変化は認められなかったが、投与の3時間後には、舌下投与したCBD（10mg）は、舌下投与したTHC（10mg）によって生じる収縮期血圧の低下を抑制した（Guy and Robson, 2003）。逆にFreemanらのチームは、THC（8mg）単独およびTHC（8mg）とCBD（10mg）の併用投与により、プラセボと比較して収縮期血圧が上昇したが、拡張期血圧はTHC単独投与後にのみ上昇したことから、CBDはTHCによる拡張期血圧の上昇を抑制することが示唆されたと報告した（Freeman *et al.*, 2018）。そしてCBD（200、400、800mg）またはプラセボを、THC（約42mg）喫煙の90分前に経口投与した試験（Haney *et al.*, 2016）では、血圧に変化はみられなかった。したがってCBDは、THCによる血圧変化に対してわずかな保護作用を有する可能性があるが、試験の結果は一貫性を欠いている。

## 主観的な酩酊作用

THCがもたらす主観的酩酊作用をCBDが変化させる可能性についての研究結果には、かなりのばらつきがある。ほとんどの研究では、視覚的アナログ尺度（VAS）を用いている。この尺度では、被験者自身が、通常は「酩酊状態／ハイではない」から「非常な酩酊状態／ハイである」までの10ポイントスケールを使って酩酊の程度を評価する。こうした9件の研究から得られた結果の中で最も共通していたのは、CBDが特定の用量のTHCによる主観的酩酊作用を変化させないということである（Freeman *et al.*, 2019）。ただし、CBDがTHCの単回投与による主観的効果を弱める可能性があるというある程度のエビデンスを示す研究が3件ある。そのうちの一つは二重盲検クロスオーバー試験（n=15）で、THCの喫煙（0.025mg/kg）は「ハイ」という感覚の増大および大麻による主観的効果の増大と関連していたが、CBDの喫煙（0.150mg/kg）はTHCのこうした効果を有意に軽減させた（Dalton *et al.*, 1976）。2つめの、小規模な二重盲検クロスオーバー試験では、THC（0.5mg/kg）とCBD（1mg/kg）を同時に経口摂取することにより、大麻の作用についてのAddiction Research Center Inventory（ARCI）の質問票上で、THCが引き起こす主観的感情が軽減された（Zuardi *et al.*, 1982）。3つめの、大麻の使用頻度が高いユーザーと低いユーザーを対象とした、より最近の無作為化プラセボ対照試験では、ベポライザーでTHCとCBDをそれぞれ単独で摂取した場合と2つを併用した場合の急性効果が検証された（Solowij *et al.*, 2019）。低用量のCBDをTHCと併用するとTHCの酩酊作用が増強されたが、高用量のCBDをTHCと併用すると同作用は軽減された。低用量のCBDがTHCによる酩酊作用を増強する傾向は、大麻を初めて使用した、あるいは使用経験の浅いユーザーで特に顕著であった。これらの研究結果は、CBDがTHCの酩酊作用を微妙に変化させる可能性を示唆している。

**精神運動機能**

車の運転には精神運動機能が極めて重要である。研究の結果は、CBDがTHCによって生じる精神運動機能の低下に影響を与えないことを一貫して示している。ドライビングシミュレーターを使った実験では、THC（13.75mg）をCBD（13.75mg）と一緒、あるいはTHCのみをベポライザーで吸入した場合のいずれも、プラセボ群と比較して、先行車追跡タスク実行中に車線変更が増加した（Arkell, Lintzeris *et al.*, 2019）。同様に、CBD（0.320mg/kg）の経口摂取は、THC（0.215mg/kg）のみを経口摂取した場合の、反応速度、運動協調性、および安定性の低下を修正しなかった（Bird *et al.*, 1980）。最後に、THC（0.025mg/kg）とCBD（0.150mg/kg）をともに喫煙した場合とTHC（0.025mg/kg）のみ喫煙した場合をプラセボ群と比較すると、ワブルボードを用いた際の立位安定性、注意運動機能試験での視覚と手の協調性、およびペグテストでの協調性と器用さの低下がみられた（Evans *et al.*, 1976）。これらの結果を総合すると、CBD含有量の高い大麻品種であっても、THCが運転能力に及ぼす影響を相殺しないことが示唆される。

## 睡眠

ヒトの睡眠に対するTHCの作用をCBDが変化させるかどうかを調べた研究は1件のみである（Nicholson *et al.*, 2004）。この研究では、THC（15mg）とCBD（15mg）を含む口腔粘膜スプレーの効果を、THC（15mg）のみを含む口腔粘膜スプレーと比較した。THCには鎮静作用があるが、CBDと併用すると、覚醒持続時間と夜間睡眠のステージ3が増加したことから、CBDが覚醒作用を有する可能性が示唆された。しかし、睡眠の質、持続時間、入眠のタイミングについての参加者の主観的評価には差がなかった。また、THC単独投与は、起床30分後に主観的に感じる眠気の強まりと関連していた。CBDはTHCの鎮静作用を軽減させるようにみえるが、これは、一部のユーザーが、高CBD品種を日中に、高THC品種を就寝前に好んで使用するという報告と一致する（第9章参照）。

## 不安

THCは、主観的不安感に非常に強い影響を与えるが、この作用は二相性を示し、低用量では不安を軽減させ、高用量では不安を増大させる。これとは逆に、CBDは抗不安作用を有する可能性がある。不安に対するTHCとCBDの相互作用を検討した数少ない臨床研究の最初のものは、経口投与したCBDが単独でTHC誘発性の不安に与える影響を調べたものである（Karniol *et al.*, 1974）。CBD（15、30、60mg）は単独では不安を軽減させなかったが、THCと同時に投与すると、THCの経口摂取が引き起こす不安を軽減した。Zuardiらの論文（Zuardi *et al.*, 1982）は、CBD（1mg/kg）をTHC（0.5mg/kg）とともに経口投与すると、State-Trait Anxiety Inventory（STAI）で計測した、THCのみの経口投与による不安症状の増大を弱めたと述べている。さらに最近、オーストラリアのIain McGregorの研究室は、ベポライザーでTHC（13.75mg）を吸入した場合、同時にCBD（13.75mg）を吸入する・しないにかかわらず、15分後にSTAIによる不安感のスコアが上昇したが、60分間にわたって不安感が上昇したままだったのはTHC単独吸入群のみであったことを報告した（Arkell, Lintzeris *et al.*, 2019）。一方、約1：1のCBD：THC比（5mg：5.4mgまたは15mg：16.2mg）を用いた試験では、CBDによるTHC誘発性不安の軽減は認められなかった（Karschner, Darwin, McMahon *et al.*, 2011）。詳細な考察については第8章を参照のこと。

### 認知機能

THCの単回投与は、ヒトにおいて一過性かつ用量依存性の認知障害を引き起こし（D'Souza *et al.*, 2004）、なかでも言語学習、短期記憶、作業記憶、注意能力に最も強い影響を及ぼす。CBDがTHCによる認知障害作用を軽減させる可能性を示唆する研究もあるが、研究結果はまちまちである。横断研究では、大麻使用者が陶酔状態にあるときとないときに言語記憶試験を行い（Morgan, Schafer *et al.*, 2010）、喫煙した大麻の検体についてTHCおよびCBDの含有量を測定した。CBD含有量が多いものは想起スコアが高く、CBDが認知力に良い影響を与えることを示唆した。その後行われたある研究では、大麻のヘビーユーザーまたは嗜好目的での大麻使用者を対象に、陶酔状態にない状態での語想起能力を調べた。THCとCBDの体内レベルの測定には毛髪サンプルが用いられた。結果、毛髪中のTHC濃度が高い日常的大麻使用者は、語想起テストの成績が悪かった。またCBDの存在は、より良い識別･想起と関連していた（Morgan *et al.*, 2012）。これらの研究は、嗜好用大麻にCBDが含まれていると、THCに起因する記憶障害を防げる可能性があることを示唆している。

これらの横断研究には、使用した大麻の種類が自己申告であり、無作為化が行われていないという限界がある。すなわち、個々人の性格によって使用する大麻の選択が行われ、それが試験の結果に影響している可能性があるのである。被験者を無作為に特定の条件に割り付ける実験室での研究では、こうした限界を回避できる。健康な被験者が、THCの静脈内投与を受ける前に、CBD（600mg）またはプラセボを経口摂取したところ、CBDはTHC誘発性言語学習障害が起きるのを防いだ。また、さまざまな神経症状を有する24人の患者を対象に、舌下投与したTHC（2.5mg）とCBD（2.5mg）の効果を調べた試験では、CBDがTHC誘発性の記憶障害を逆転させることがわかった。48人の大麻使用者（ライトユーザー24人、ヘビーユーザー 24 人）を対象にした大規模無作為化二重盲検プラセボ対照クロスオーバー試験では、CBD（16mg）の経口投与、THC（8mg）の経口投与、プラセボ、または THC と CBD の併用が、表情認識力に及ぼす影響が検討された（Hindocha *et al.*, 2015）。CBD は THC による表情認識障害を軽減させた。ベポライザーで吸入した CBD（13.75mg）は、聴覚記憶試験である Paced Auditory Serial Addition Task において、ベポライザーで吸入した THC（13.75mg）による記憶障害作用を防げなかった（Arkell, Lintzeris *et al.*, 2019）。最近の研究（Cuttler, LaFrance, and Stueber, 2021）でも、高 THC の大麻の花穂や濃縮抽出物に CBD を加えても記憶障害が弱まることはなく、同程度の陶酔に達するために自己調節される用量も減らないことが示された。我々の知る限り、知覚課題と認知課題を実行中の CBD/THC 相互作用の影響を明らかにする脳画像研究はこれまで行われていない。

### 精神症（サイコーシス）

THC および高 THC の大麻は、妄想、猜疑心、知覚の変化、認知的解体などを含む主観的効果をもたらすことがあり、これらは多くの標準化された評価尺度を用いて測定できる。対して CBD はそれ単体ではこれらの主観的効果をもたらさず、抗精神病作用を有する可能性がある。精神症様症状に対する CBD と THC の相互作用については、多くのヒトを対象とした研究がある。インターネット上で行われたアンケート調査では、摂取した大麻の量と種類に関する情報を収集し、Community Assessment of Psychic Experience（CAPE）を用いて精神科的症状を評価した。自己報告された高 CBD 大麻の使用と CAPE で陽性とされる症状の少なさは相関しており、精神科的症状が少ないことが示唆されている（Schubart *et al.*, 2011）。集団ベースの研究では、オックスフォード・リバプール感情経験尺度（The Oxford Liverpool Inventory of Feelings and Experiences）（Morgan and Curran, 2008）および統合失調型パーソナリティ尺度（Schizotypal Personality Questionnaire）（Morgan *et al.*, 2012）を用いた評価によって、THC を単独で使用した者の方が THC と CBD を併用した者よりも精神症傾向が強いことが認められた。しかしながら、これらの観察はレトロスペクティブな集団解析に基づいているため、単に精神症傾向がより強い個人の方が CBD 含有量の低い大麻を使用する可能性が高いということなのかどうかは不明である。ヒトを対象に実験室で行われた研究では、THC誘発性急性精神症様作用に対するCBDの作用を調べている。こうした実験的研究は3件あり、無作為に割り付けられた健常ボランティアに対しTHCは精神症の陽性症状を引き起こすが、事前にCBDを投与しておくとその作用が弱められることが示された（Bhattacharyya *et al.*, 2010; Englund *et al.*, 2013; Leweke *et al.*, 2000）。これとは対照的に、最近の研究（Morgan *et al.*, 2018）では、気化吸入したTHC（8mg）が引き起こす急性精神症症状は、CBD（16mg）を併用した群としなかった群の間で差がなく、また両群ともプラセボ対照群よりも強い精神症性反応を示した。すべての結果が一貫しているわけではないが、実験結果の大部分は、THCが精神症様の症状を引き起こす作用をCBDが軽減させる可能性を示唆している。CBDは、統合失調症の治療法として、最近、単独での検証が行われている（第10章参照）。

## CBDとTHCの相互関係に関する研究の限界

THCによる急性および慢性の副作用のいくつかをCBDが軽減させる可能性を示す明確なエビデンスが存在するものの、そうしたデータには限界がある。研究によって、投与経路（経口、舌下、喫煙、気化吸入）、THCとCBDの用量、CBD：THC比にばらつきがあるため、比較が困難である。そのため、THCの効果に対するCBDの作用の仕方に影響する用量反応関係は明らかにできない。いくつかの研究では経口投与が用いられており、バイオアベイラビリティは13～19%と低い（Mechoulam, Parker, and Gallily, 2002）ことから、これらの結果は慎重に解釈すべきであろう。また、エビデンスの大部分は単回投与から得られたものであるが、ヒトの場合、大麻は繰り返して使用される。実際、Kleinらの研究（Klein *et al.*, 2011）では、ラットにCBD（3mg/kg、i.p.）とTHC（3mg/kg、i.p.）を長期間にわたって同時投与すると、THCのみを投与した場合に比べて不安感が増大し、社会的相互作用が減少することがわかった。CBDとTHCの相互作用による効果に関する解釈的推論を裏付けるために、長期投与に関するさらなる研究が必要である。また、これらの化合物の吸入に関する研究はほとんど行われていないが、実は大麻使用者のほとんどは吸入という方法で摂取している。基礎研究のもう一つの限界は種差である。霊長類モデルでは、THCが記憶に与える影響をCBDが回復させるという点で、ヒトを対象とした研究と明らかに類似している（Wright, Vandewater, and Taffe, 2013）。逆にげっ歯類を使った研究の多くは、CBDはTHCの作用を減弱させることができず、むしろしばしば作用を増強することを示している（Boggs, Nguyen *et al.*, 2018）。

### ナビキシモルス（サティベックス）

GW製薬が開発したナビキシモルス（サティベックス）は、口腔スプレーによって舌下投与される、特定の大麻品種から抽出された植物性医薬品である。1回のスプレーで2.7mgのTHCと2.5mgのCBDが摂取できる。2010年に、多発性硬化症（MS）における神経障害性疼痛および痙縮を緩和するためにイギリスで承認された。その後、ヨーロッパの数か国でこの適応症に対して承認されているほか、カナダでは、多発性硬化症の疼痛および痙縮のほか、がん性疼痛の治療薬としてもカナダ保健省に承認されている。我々の知る限りでは、ナビキシモルスは米国ではいかなる適応症についても米国食品医薬品局に承認されていない。

## 結論

総じてCBDとTHCの相関関係に関する文献は、両者を併用することにより、有害である可能性のある大麻の作用の一部（記憶障害、不安、精神症）は軽減されるものの、その陶酔作用や、車を安全に運転するのに必要な精神運動に対する作用の軽減は起きないらしいことを示唆している。高CBDの大麻が、高THCの大麻によって生じる害を減らすのに役立つかどうかを知るには、さらなる研究が必要であることは明らかである。CBDが、CB1受容体のネガティブ・アロステリックモジュレーションを介してTHCの急性作用をある程度低下させる可能性はある（Laprairie *et al.*, 2015）が、CBDがTHCの血中濃度を上昇させる可能性があるというエビデンスもある（Arkell, Lintzeris *et al.*, 2019）。CBDとTHCが有害な作用あるいは有益な作用を発揮するための、適切な用量とその比率を明確にするためにはまず、大麻使用者が使用する一般的な投与経路（たとえばベポライザーを用いた気化吸入）を使って、CBD、THCおよびこの2つの比率による用量反応関係を明らかにする今後の研究が必要である。また反復使用の影響も極めて重要である。

# 4
# てんかん

てんかんは、脳内の神経活動における興奮と抑制の平衡が崩れることにより、意識消失をきたす可能性のある反復性の自然発作またはけいれんが起きる神経疾患である。世界の人口の約1% が罹患している（Williams, Jones and Whalley, 2014）。けいれん発作は、全般発作と部分発作の2つに大別されている。全般発作は脳内の特定の部位で始まるが、急速に脳全体に広がって左右の脳半球に影響を及ぼす。部分発作は脳の特定領域または単一半球に限定される。

従来の抗てんかん薬は、ナトリウムチャネルやカルシウムチャネルを遮断したり、抑制性神経伝達物質であるガンマアミノ酪酸（GABA）の信号伝達を増強して興奮性神経伝達物質グルタミン酸の放出を減少させることで、脳内での発作の広がりを防ぐものである。現行の抗てんかん薬は患者の約50% に奏効する。しかし、てんかん患者集団の30% はどのような抗てんかん薬を使っても発作が収まらず、患者の50% が最終的には現在利用可能な治療に抵抗性を示すようになる。既存の抗てんかん薬はいずれも多数の副作用（運動機能障害、認知機能障害、情緒不安定）を伴う。したがって、より良い治療選択肢の開発が必要とされている（Williams, Jones, and Whalley, 2014）。実際に、経口摂取用CBD（エピディオレックス）が最近、小児てんかんの稀な病型の治療薬として米国食品医薬品局（FDA）により承認されている。

## CBDとてんかんの歴史的側面

大麻は古くから薬用植物として用いられてきた。インドで、またあるいはアッシリアでも、大麻が抗てんかん薬として使用されていた可能性がある（Russo, 2017）

が、古代ギリシャ、古代ローマ、古代中東諸国の大半では、(1世紀までは) この疾患に対して広く使用されていた様子はない (Mechoulam, 1986)。しかしその後、アラブの医師たちに広まったため、イブン・アル・バドリによって1464年頃に書かれたハシシに関する論文 (手書きの原稿がパリに保存されている) の中には、詩人アリ・ベン・マッキがバグダッドで、カリフの評議会の出納係の息子でてんかん持ちのザヒール・アド・ディン・ムハンマドを訪れ、嫌がるザヒール・アド・ディンに薬としてハシシを与えたと書かれている。ザヒール・アド・ディンのてんかんは完全に治ったが、その後彼はこの薬なしではいられなくなった (Rosenthal, 1972)。

19世紀には、複数種のけいれんに対する大麻エキスの改善効果について、いくつかの医学報告が発表された。1839年、ウィリアム・オショネシーは、大麻のティンクチャーを使って乳児のけいれん発作の治療に成功したと報告した (O'Shaughnessy, 1839)。ビクトリア女王のかかりつけ医、J. R. レイノルズは、激しいけいれんの治療剤として自分が知っているものの中で最も有用なのは大麻であると述べた (Reynolds, 1868)。現在では、大麻草全体には複数のカンナビノイドが含まれていることがわかっているが、それらの薬理作用は多種多様で、大麻草全草を使用した際の作用機序の解明は難しい (Williams, Jones, and Whalley, 2014)。

## CBDとてんかんに関する基礎研究

CBDは、動物を用いた前臨床試験およびヒトを対象とした臨床試験のいずれにおいても抗けいれん作用が研究されている、唯一の単一植物性カンナビノイドである。初期の研究 (Izquierdo, Orsingher, and Berardi, 1973; Karler, Cely, and Turkanis, 1973) では、CBDの静脈内投与 (1.5～12mg/kg) と経口摂取 (120mg/kg) によりマウスの発作が減少した。続いてKarlerとTurkanisは、CBD (0.3～3mg/kg、i.p.) がラットにおいて、抗てんかん薬のフェニトインと同様に辺縁系発作を誘発する閾値を上昇させることを示した。ただしCBDは、発作の後発射の振幅、持続時間、伝播といった側面も低下させるという点でフェニトイン以上に効果があった (Turkanis *et al.*, 1979)。著者らは、CBDは辺縁系の後発射およびけいれんに対して、試験した薬剤の中で最も有効であると結論した。CBDとフェニトインの化学構造は、2つの環の間の空間的関係が類似しており、結晶構造も似ているということは興味深い。このように、CBDとフェニトインは、抗けいれん作用に必要と考えられている立体化学的要件を満たしている（Tamir, Mechoulam, and Meyer, 1980）が、CBDの方がより有効性が高い。

Karler と Turkanis（1980）はまた、電気的に発作を誘発させた3つの発作閾値検査において、THCの抗けいれん作用に対する耐性発現をCBDと比較した。一部の試験ではTHCへの耐性が生じたが、CBDには耐性発現は認められなかった。

CBDはてんかんの急性前臨床モデルにおいて明らかに抗けいれん作用を示すが、その作用機序は十分に理解されていない。CBDは、TRPV1受容体またはGPR55受容体との相互作用を介して細胞内カルシウムを減少させることにより、神経細胞の興奮性および神経伝達を低下させる可能性がある（Devinsky *et al.*, 2014）。GPR55受容体は興奮性軸索終末に存在し、ニューロンが発火するとグルタミン酸の放出を促進する。CBDはGPR55の活性化を効果的に遮断するため、てんかん発作時、過剰に興奮したニューロンからのみ選択的に過剰なシナプス前グルタミン酸の放出を抑制することにより、理想的な抗けいれん薬となる可能性がある（Katona, 2015）。

慢性てんかんの動物モデルにおいては、CBDはそれほど有効ではないかもしれない。コバルトの皮質移植を用いてヒトの慢性発作を模した実験（Colasanti, Lindamood, and Craig, 1982）では、CBD（60mg/kg、i.p.）は効果がなかった。最近の研究では、CBDが多種多様な *in vitro* および *in vivo* モデルにおいて有意な抗てんかん作用および抗けいれん作用を示すことが確認されている（Jones *et al.*, 2010）。また、CBDのプロピル変異体であるカンナビジバリン（CBDV）が同じモデルにおいて抗けいれん作用を発揮することも最近の研究で示されている（Hill *et al.*, 2012）。

基礎研究で得られたこうした知見が、特にてんかん治療のためのCBDのヒトを対象とした臨床試験への道を開いた。事実、基礎研究においては、CBDはTHCよりも信頼性の高い抗けいれん薬であり、THCのような精神作用や運動性への副作用もないことが明らかにされた。したがってCBDは、てんかんの治療法としてTHCよりも良い選択肢であると思われる。

## てんかんに対するCBDのヒトを対象とした臨床試験

てんかん発作の減少におけるCBDの有効性を示す動物実験の結果に基づいて、MechoulamとCarliniは40年以上前に、CBDがてんかん発作を減少させる可能性を検証する初めての科学的臨床試験を行った（Mechoulam and Carlini, 1978）。この小規模二重盲検プラセボ対照試験では、通常の抗てんかん薬に加えて、一日200mgのCBD（n=4）またはプラセボ（n=5）のいずれかを3か月間投与した。CBD群の患者のうち、2人は3か月間にわたって一度も発作がなく、1人は症状が一部改善し、4人めは改善がみられなかった。プラセボ群では改善は認められなかった。いずれの群でも副作用は報告されなかった。これらの結果は非常に有望なものではあったが、サンプル数が少ないという限界があった。その後の研究（Cunha *et al.*, 1980）では、「側頭焦点を伴う二次性全般化発作」のある患者15人を無作為に割り付け、CBD 200～300mg/day（n=8）またはプラセボ（n=7）を、処方薬と併用して最長4か月半投与した。これは、現在使用している薬の組み合わせがもはや症状のコントロールに効かなくなったために選ばれた患者である。CBDは8人中4人で発作を完全に抑制し、3人で症状を一部改善し、残る1人には効果がなかった。プラセボは7人に対して効果がなかったが、うち1人には若干の改善が認められた。深刻な副作用は報告されなかった。こうした初期の有望な結果は動物実験の結果と一致していたが、その後、大規模な二重盲検プラセボ対照臨床試験が実施されたのはごく最近のことであり、それは主に、小児てんかんの子どもに対して高CBDの大麻が奏効したという多くの事例報告に応えてのことだった。なぜ我々は、これを何十年も待たなければならなかったのか？（Mechoulam *et al.*, 2014）

ヒトのてんかん治療に対するCBDの有効性はほぼ40年前に立証されていたにもかかわらず、最近まで、てんかん治療のためのCBDの使用に関して発表されたデータは70人に満たない被験者から得られたものであり、そのうち小児は極めて少数であった（Ames and Cridland, 1986）。厳密に行われた研究はほとんどなく、質の高いエビデンスを用いた研究はほとんどなかった（Whiting *et al.*, 2015）。最近では、PorterとJacobsonが、重篤な難治性てんかんの子ども（全部で19人）に何らかの形で高CBD製品を与えた親の体験談を発表した（Porter and Jacobson, 2013）。報告されたCBDの用量は、0.5mg/kg/day未満から約30mg/kg/dayの範囲であった。大半の家族が症状の改善を報告し、10人は80%を超える改善を、2

人は発作の完全消失を報告した。他の薬剤の使用を中止したとの報告もあった。これは質の高いプラセボ対照実験ではないが、2013年までは欠如していた情報をある程度提供している。現在は、米国およびカナダの多くの家族が、CBDの含有量が高くTHC含有量の低いさまざまな「ヘンプ由来CBDオイル」製剤を利用できるようになっている。製品間のばらつきが大きく、用量の一貫性に欠け、品質管理がさまざまであり、活性を有する可能性のある他のカンナビノイドが含まれているかどうかが不明であるため、このような製剤を使用した場合の転帰を評価することは困難である。コロラド州からのある報告によれば、こうした製品を使用した家族の57%が肯定的な結果を報告したが、この薬剤が奏効したと報告された患者の8人では脳波が改善したというエビデンスは認められなかった。また、患者の13%で発作が増加するなど、重大な副作用が認められた（Press, Knupp, and Chapman, 2015）。興味深いことに、「ヘンプ由来CBDオイル」製品を使うという明確な目的のためにコロラド州に移り住んだ家族は、もともとコロラド州に住んでいた家族よりも奏効した率が高かったことが報告されており、これは自己報告されたアウトカムがプラセボ効果を反映していることを示唆している。

これらの試験でみられたCBDの副作用のいくつかは、他の抗てんかん薬との相互作用に関連している可能性がある。クロバザム（一般的な抗てんかん薬）を併用している難治性てんかん患者13人を対象とした試験では、13人中9人で発作が50%以上減少した。10人（77%）の患者で副作用が報告されたが、クロバザムの用量を減らすと症状は軽減した（Geffrey *et al.*, 2015）。実際、薬物動態モデリングを用いた最近の研究は、併用されたクロバザムとの相互作用が、レノックス・ガストー症候群とドラベ症候群に対するCBDの「治療」効果を説明する可能性があるとしている（Balachandran *et al.*, 2021; Bergmann, Broekhuizen, and Groeneveld, 2020）。

### 難治性小児てんかん治療薬としてFDAが承認したCBD（エピディオレックス）の開発

死亡率が非常に高い希少難治性小児てんかん、ドラベ症候群の治療は、CBDの有効性を示す最も強力な臨床的エビデンスがある適応症である。ドラベ症候群に罹患した小児は、生後2年目から、認知障害、行動障害、運動障害をもたらすてんかん性脳症を発症する（Devinsky *et al.*, 2014）。2013年に逸話的な成功事例が広く報道されると、この疾患の治療に関する研究が加速した。テレビ局CNNの主任医療担当レポーター、サンジェイ・グプタ氏が、通常は標準治療の抗てんかん薬に治療抵抗性を示すドラベ症候群の治療に高CBDの大麻が有効であることを伝える2時間の特別番組を制作したのである。

最初に行われた臨床試験の一つであるDevinsky *et al.*（2016）は、抗てんかん薬を一定量投与されていた患者214人（1～30歳）を対象としたオープンラベル試験であった。プラセボ対照群はなかった。すべての患者にはまず、CBDが2～5mg/kg/dayの用量で経口投与され、その後、試験サイトによって、不耐のため投薬が不可能となるまで、あるいは最大用量25～50mg/kg/dayに達するまで漸増した。主な指標は発作頻度の変化率であった。運動発作の月平均頻度は、ベースライン時の30回から12週間の治療期間中に15.8回に減少した。同試験は主に安全性を評価することを目的としていたが、プラセボ対照群がないことは、この結果からはCBD自体が特定の効果をもたらす可能性を評価できないということを意味する。

その後に『New England Journal of Medicine』誌に掲載された論文（Devinsky *et al.*, 2017）は、CBDによるドラベ症候群治療の比較試験の結果を報告している。この二重盲検プラセボ対照試験では、ドラベ症候群の小児および若年成人120人を、標準的な抗てんかん治療に加えてCBD経口液剤（20mg/kg/day）またはプラセボのいずれかを投与する群に無作為に割り付けた。CBD摂取群では、1か月あたりのけいれん発作頻度の中央値が12.4回から5.9回に減少（サンプルの5%は発作消失）したのに対し、プラセボ群では14.9回から14.1回に減少した。プラセボ群よりもCBD群で発現頻度が高かった副作用は、下痢（CBD群31%：プラセボ群10%）、食欲不振（28%：5%）、傾眠（36%：10%）であった。副作用によって試験を離脱したのは、CBD群で8人、プラセボ群では1人だけだった。

『Lancet』誌に掲載された同様の論文（Thiele *et al.*, 2018）では、レノックス・ガストー症候群（転倒発作を含むさまざまなタイプの治療抵抗性の発作を引き起こすてんかん性脳症）患者を対象に、CBDの有効性および安全性が評価された。これは、米国、オランダ、ポーランドにある24の医療施設が参加した多施設共同研究である。合計171人の患者（2～55歳）を、CBD投与群（20mg/kg、経口液剤、n=86）と対応対照群（n=85）に無作為に割り付けた。普段摂っているてんかん薬の投与は継続した(各群の患者あたり平均3剤)。投与は、2週間の用量漸増期間(CBD 2.5mg/kg から開始）と 12 週間の維持用量投与期間（CBD 20mg/kg）の合計 14 週間、毎日行われた。治療終了時には、10 日間の用量漸減期間が含まれていた。CBD による治療が、転倒発作の頻度を中央値で 43.9% 減少させた（開始時の患者 1 人当たりの発作回数 71.4 回／月が試験期間中には 31.4 回／月に減少）のに対し、プラセボ群では 21.8% 減少した（開始時 74.7 回／月、治療期間中 56.3 回／月)。また、転倒発作が 50% 以上減少した患者数は、プラセボ群（24%、n=20）と比較して CBD 群の方が多かった（44%、n=38)。他のタイプの発作も CBD 群の方が減少した（CBD 群で 49.4% 減少、プラセボ群で 22.9% 減少)。ただし、CBD 群ではプラセボ群よりも治療関連副作用の発現頻度が高く、下痢（CBD 群 13%：プラセボ群 4%)、傾眠（14%：8%)、食欲減退（9%：1%)、嘔吐（7%：5%）であった。肝機能検査値の上昇（基準値上限の 3 倍を超える）は、CBD 群で 20 人、プラセボ群で 1 人に認められた。

こうした臨床試験の成功の結果、米国では 2018 年に、FDA によりこれらの病態に対する純粋経口 CBD 製剤（エピディオレックス）が承認され、現在では北米およびヨーロッパでドラベ症候群およびレノックス・ガストー症候群に対して市販されている。最近行われた臨床試験（Herlopian *et al.*, 2020; Miller *et al.*, 2020）でも、この臨床使用の妥当性が裏付けられている。

## 結論

補助的治療薬としての CBD の有効性に関する最も強力な臨床的エビデンスは、希少な小児てんかんの治療におけるものである。エピディオレックスは、こうした疾患の治療薬として FDA に承認されている。CBD が成人期のてんかんにも有効な治療法であるかどうかを明らかにするには、さらなる臨床試験が不可欠である。実際、米国立衛生研究所のウェブサイト www.clinicaltrials.gov には、2022 年 7 月時点で 40 件の臨床試験が登録されている。このうち約半数は小児てんかんの患者を対象とし、残りは年齢不問である。これらの試験の結果から、てんかん全般の治療薬として、そしておそらく非てんかん発作の治療薬としても、CBD が広く奏効するかどうかの答えが得られることが期待される。

# 5 神経保護、組織保護、がん

複数の *in vitro* および *in vivo* 前臨床研究では、げっ歯類モデルにおけるCBDの神経保護、組織保護、さらには腫瘍縮小作用が示されている（Pacher, Kogan, and Mechoulam, 2020）。残念ながら、前臨床研究で得られたこれらの結果は、患者における有効性を評価するための臨床試験にはほとんどつながっていない。本章では、主に *in vitro* および前臨床動物実験の結果に基づいて、既存の文献を検証する。

## 酸化還元調節物質としてのCBD

抗酸化物質とは、フリーラジカルと相互作用してフリーラジカルを中和する化学物質で、いわば「フリーラジカルの掃除屋」である。フリーラジカル（原子や分子が電子を獲得したり失ったりしたときにできる）は生体内で自然に生成され、多くの正常な細胞過程にとって重要である。しかし、多すぎればフリーラジカルは身体に有害であり、DNA、タンパク質、細胞膜などの、細胞の構成成分に損傷を与える。フリーラジカルによる細胞の損傷、特にDNAの損傷は、がんやその他の疾患の発生に何らかの役割を果たしている可能性がある。

生体組織内で産生されるフリーラジカルの中で最も一般的なものは、活性酸素種（ROS）と呼ばれる、酸素を含むものである。抗酸化物質は、脳虚血（脳卒中）などの有害事象によって生じるROSを減少させる。ジュリアス・アクセルロッド（Julius Axelrod）の研究チームは、THCとCBDのいずれもが、対照として試験された古典的な抗酸化物質よりも強力な神経保護作用を持つ抗酸化物質であることを示した（Hampson *et al.*, 1998）。CBDが持つこの抗酸化作用が、本章で考察する多くの神経保護作用の原因となっている。CBDは、健常な細胞を維持する酸化還元調節物質としての役割を果たしていると考えられており（Singer *et al.*, 2015）、ROS による損傷から健常細胞を保護するが、同時に ROS を活性化させることが、増殖中のがん細胞の細胞死を促進する作用機序の一つである可能性もある。Singer らは、CBD の投与と、Xc（触媒サブユニット SLC7A11）による自然な抗酸化作用の阻害を組み合わせると、相乗作用により ROS が増加し、強固な抗腫瘍効果が得られることを明らかにした。神経疾患に対する CBD の効果の一部には、このような相乗効果による ROS 増加も関与している可能性がある。

酸化ストレスは、神経系の多くの疾患の病態生理に関与している。最近のレビュー論文（di Giacomo *et al.*, 2020）では、ニューロンは代謝速度が速く抗酸化能が限られているため、特に酸化還元変化を受けやすいことが示されている。アストロサイトはニューロンよりも抗酸化能が高く、アストロサイトによるニューロンの抗酸化システムのサポートは、酸化による損傷に対する重要な神経保護機構である。CBD による神経保護作用の仕組みについてわかっていることはまだ少ないが、CBD の作用はニューロンの直接的な調節に限らず、ミクログリア、オリゴデンドロサイト、およびアストロサイトにまで及ぶことは明らかである（Scarante *et al.*, 2020）。脳虚血およびニューロン新生のさまざまなモデルにおいて、CBD によって発揮される効能は、CBD に対するアストロサイトの反応と密接な関わりがある（Ceprian *et al.*, 2019; Lafuente *et al.*, 2011; di Giacomo *et al.*, 2020）。

## CBD と免疫系

免疫反応とは、異質なものから身体を守るためには強く反応するが、自己の細胞に対してはわずかに反応あるいは反応しない、という絶妙なバランスの上に成り立っている（Nichols and Kaplan, 2020）。外来の侵入物に対する防御を行うだけでなく、自己タンパク質に対する攻撃を避けるためにさまざまな種類の細胞が協働する。自然免疫系は好中球、マクロファージ、その他の骨髄細胞からなり、病原体を容易に破壊する。自然免疫応答が不十分であれば、これらの細胞は T 細胞と B 細胞からなる獲得免疫応答を活性化することができる。T 細胞と B 細胞が適応免疫応答の主要な構成要素である。T 細胞は細胞性免疫に関与し、B 細胞は液性免疫（抗体に関連する）を主に担っている。

T細胞は、他の免疫細胞を動員して活性化するシグナルを送ったり、感染細胞のアポトーシスを直接誘導したりすることができる。T細胞はまた、抗体を産生して病原体を中和したり病原体の破壊を増強したりするB細胞の働きを刺激する。自然免疫応答とT細胞の活性化は、病原体の破壊によって起きる組織損傷の結果として炎症を促進し、それによって炎症性サイトカインが産生される。代表的な炎症性サイトカインには、IL-1α、IL-1β、IL-6、TNF-α、IL-17Aがある。特定のT細胞サブセットによって産生されるサイトカインもある――たとえば、Th1サブセットは細胞介在性細胞傷害を促進するインターフェロン-γ（IFN-γ）を産生する一方、Th2サブセットはIL-4を産生してβ細胞応答を促進する（Nichols and Kaplan, 2020）。免疫応答の破綻を知らせる手がかりとなり得るその他のエンドポイントには、病原体破壊時に自然細胞から産生される一酸化窒素またはミエロペルオキシダーゼ（MPO）がある。

CBDが免疫応答に及ぼす影響には、自然免疫または適応免疫の反応が関与している。*in vitro*試験では一貫して、CBDがサイトカイン産生を減少させ、アポトーシスを引き起こし、一酸化窒素を抑制することが示されている（Nichols and Kaplan, 2020）。CBDの一酸化窒素に対する作用は、炎症性刺激に応答して起きる誘導型一酸化窒素合成酵素（iNOS）の抑制を介している。iNOSは、CBDが抑制することがわかっている転写因子、核内因子-κB（NF-κB）によって調節されている。*in vivo*の前臨床モデルにおいて、CBDの投与は、リポ多糖（LPS）で刺激した腹腔マクロファージのIL-6産生を低下させることが示されている（Weiss *et al.*, 2008）。また、CBDは好中球数を減少させ、MPO活性を低下させることによって好中球の作用を抑制する。免疫系におけるCBDの作用に関する研究のほとんどはT細胞についてのものであり、CBDは*in vitro*および*in vivo*研究で、T細胞におけるIFN-γの産生を阻害することが示されている（Nichols and Kaplan, 2020）。自然免疫細胞に対するCBDの作用機序の多くは、CBDがミクログリアの活性化を減少させ、ミクログリアのアポトーシスを引き起こす能力を持つ理由でもある（Nichols and Kaplan, 2020）。*in vivo*研究では、CBDは糖尿病マウスの脊髄におけるミクログリアの蓄積を減少させ、このことがCBDの、神経障害性疼痛を軽減する能力に寄与している可能性がある（Toth *et al.*, 2010）。HIV患者の免疫細胞活性化に対するCBDおよびTHCの作用を評価する無作為化非盲検介入試験が計画されており（Costiniuk *et al.*, 2019）、これはHIV患者におけるCBDの忍容性、ならびにこれらの患者における炎症マーカーに対するCBDの効果を評価する初の臨床試験である。

## CBDとウイルス性疾患

Betacoronavirus severe acute respiratory syndrome coronavirus 2（SARS-CoV-2）に起因するCoronavirus disease 2019（COVID-19）は、世界的大流行を引き起こしている呼吸器疾患である。インターネット上では、CBDがCOVID-19患者の治療に有効であるとする根拠のない主張が増え、米国食品医薬品局（FDA）が警告書を発することとなった（Shover and Humphreys, 2020）。CBDが抗炎症作用を示し、難治性小児てんかんの発作を軽減させる治療薬としてFDAにより承認されていることから、多くのレビュー論文が、CBDは少なくとも、疾患の後期段階におけるサイトカインストームと呼ばれる局面においてCOVID-19の症状を緩和する可能性があることを示唆している（Hill, 2020; Brown, 2020; Costiniuk and Jenabian, 2020; Mamber *et al.*, 2020）。コロナウイルスは多数のウイルスを含む科の名称であるが、この科のウイルス（あるいはその他の科のウイルス）に対するCBDの作用はヒトを対象とした臨床試験では検証されていない（COVID-19の治療薬としてのCBDの可能性については、*in vitro*研究および前臨床試験の結果に基づいてその利点と欠点を検証した、優れたレビュー論文Malinowska *et al.*, 2021を参照されたい）。

*in vitro*研究から得られたエビデンスは、CBDが、ウイルスの侵入に関与するタンパク質（アンジオテンシン変換酵素2［ACE2］および膜貫通セリンプロテアーゼ2［TMPRSS2］）を下方制御することにより、SARS-CoV-2の細胞への侵入を減少させる可能性があることを示唆している（Wang *et al.*, 2020）。また、CBDの直接的な抗ウイルス作用は、SARS-CoV-2に感染したベロ細胞でも示されている（Raj *et al.*, 2021）。CBDはSARS-CoV-2複製阻害作用のIC50値が8μMであり、少なくとも、COVID-19治療を目的として開発されているもう一つの抗ウイルス化合物、レムデシビルと同程度の効力があった。

最近では、細胞内におけるSARS-CoV-2の複製を阻害するのにCBDが有効であ

ることを示す *in vitro* 研究と、限定的ではあるが *in vivo* 研究がある（Nguyen *et al.*, 2022）。CBD は、細胞内へのウイルス侵入後のウイルス遺伝子発現を阻害することにより、ヒト肺上皮細胞における複製を減少させた。さらに、CBD は SARS-CoV-2 に感染したマウスの肺および鼻甲介におけるウイルス力価を低下させ、このウイルス性疾患の治療法としての CBD の有効性を裏付ける最初の前臨床エビデンスを提供した（Nguyen *et al.*, 2022）。*in vitro* 研究ではまた、CBDA および CBGA も、生きた SARS-CoV-2 のヒト上皮細胞への侵入を予防することが示されている（van Breemen *et al.*, 2022）。CBD は以前の *in vitro* 研究で、C 型肝炎ウイルスの複製は阻害するが B 型肝炎ウイルスの複製は阻害しないことがわかっている（Lowe, Toyang, and McLaughlin, 2017）。最後に、マウスを用いた前臨床試験により、CBD が、二本鎖 RNA ウイルスの合成類似体であるポリ（I:C）によってマウスに誘発される急性呼吸窮迫症候群およびサイトカインストームを軽減するのに有効であることが実証されている（Khodadadi *et al.*, 2020）。これはおそらく、炎症を軽減させようとしているのだろう。www.clinicaltrials.gov のデータベースには、COVID-19 に対する CBD の使用を評価するための 8 件の臨床試験が登録されている。

COVID-19 患者には、軽度の発熱、咳、または筋肉痛だけを症状とする者もいるが、一部の患者では疾患の後期に突然悪化することがある。疾患の後期段階では、SARS-CoV-2 がサイトカインストームの引き金となり、過剰なレベルの炎症性メディエーターを産生し、炎症亢進状態をもたらす可能性がある（Mehta *et al.*, 2020）。したがって、SARS-CoV-2 による炎症の後期に起きるサイトカインストームを減少させることのできる治療法、グルココルチコイドであるデキサメタゾンが、侵襲的換気または酸素単独投与を受けている患者に有益であることが、最近『New England Journal of Medicine』誌で発表されている（RECOVERY Collaborative Group, 2021）。ただし著者らは、「重度のウイルス性呼吸器感染症におけるグルココルチコイドの有益な効果は、適切な患者に対して適切な時期に適切な用量を選択できるかにかかっている。ウイルス複製の制御が最も重要で、炎症が最小限の時期に高用量を投与すれば、有用であるよりもむしろ有害である可能性がある」と述べている。

抗炎症作用があるため、CBD はこれらの患者のサイトカインストームの減少にも有効である可能性がいくつかの論文で示唆されている。中国の武漢でCOVID-19の罹患が確認された150人を対象とした最近の後ろ向き研究では、IL-6など炎症指標の上昇が致死の予測因子となることが示唆されている（Ruan *et al.*, 2020）。重度のCOVID-19患者にはIL-6経路阻害が有効である可能性があり（Fu, Xu, and Wei, 2020）、実際にIL-6受容体を遮断する治療薬であるトシリズマブが臨床的に有望であることが示されている（Xu, Han *et al.*, 2020）。興味深いことに、喘息および急性肺損傷のげっ歯類モデルにおいて、CBDはIL-6を含むサイトカインの血清レベルも低下させ、CBDがこれらの動物モデルで観察された過度の炎症反応を制御することを示唆した（Vuolo *et al.*, 2015; Ribeiro *et al.*, 2012, 2015）。直近では、Anilらのチームが、CBDが肺胞上皮細胞株のIL-6およびIL-8（重度COVID-19患者のサイトカインストームの特徴である2つの主要なサイトカイン）を減少させることによって抗炎症作用を示すことを明らかにした（Anil *et al.*, 2021）。しかし、CBDの抗炎症作用は、これまでにも示されているように、非常に狭い用量範囲内でのみ認められ、臨床治療における潜在的有用性を限定的なものにしている。このような作用がヒトの患者にも認められるかどうかは不明である。

抗炎症治療のためのCBDの使用は論理的に思われるが、炎症性メディエーターの活性を低下させることは、急性ウイルス感染に対する宿主免疫応答を軽減し、疾患が進行したり、死亡に至ることさえあるため、ウイルスに対して使う場合、実際には利点とはならない可能性がある（Reiss, 2010; Tahamtan *et al.*, 2016）。治療を施すタイミングが極めて重要と思われる。Brownのレビュー論文（Brown, 2020）にあるように、発作性疾患に対するエピディオレックスの第3相臨床試験では、プラセボと比較した場合、CBD患者の方が感染症が30%多かった。感染症のうち、CBDの投与で最も増えたのは、ウイルス感染（CBD群11%：プラセボ群6%）と肺炎（5%：1%）だった。このことは、CBDが実際には感染症と闘う能力を低下させる可能性があることを示唆しており、治療上の利点とはならない可能性がある。

CBDは、その抗炎症作用に加えて、哺乳類細胞においてもアポトーシスを誘導することができる。アポトーシスの誘導は、ウイルス感染に対する宿主免疫応答における必須の要素であると考えられている（Sledzinski *et al.*, 2018; Orzalli and Kagan, 2017）。この主張に関する現在のエビデンスが最近評価されている（Tagne *et al.*, 2020）。

科学者がこの新型SARS-CoV-2についてより多くのことを学ぶにつれて、より良い治療戦略が解明されるかもしれない。実は、無症候性COVID-19患者に焦点を当てることが最良の情報源となるかもしれない——ウイルスに感染はしたが、その身体は自分を護ることができたのだから。こうした患者は、生理学的に何が違うのだろうか？

## CBDと脳虚血

一般に脳卒中と呼ばれる脳虚血が起きると、大量の興奮性神経伝達物質グルタミン酸が放出され、グルタミン酸受容体を過剰に刺激することによって神経細胞死を引き起こす。この過剰刺激は、代謝ストレスを引き起こし、細胞内に毒性量のカルシウムを蓄積させる。*in vitro*および*in vivo*研究によればこの神経毒性は、抗酸化物質、またグルタミン酸受容体拮抗薬によって軽減できる。抗酸化物質に神経保護作用があるのは、虚血性ストレスの発生時に形成される有毒なROSを減少させる能力があるためである。CBD（ED50 2~4μM）は、ラット皮質ニューロン培養細胞において、グルタミン酸が引き起こす細胞死を、その抗酸化作用を介して強力に防止することがわかった（Hampson *et al.*, 1998, 2000）。

CBDはまた、ラット脳卒中モデルの*in vivo*試験において、抗酸化物質として作用することによって、虚血に対する神経保護作用を示すことがわかっている（Hampson *et al.*, 2000）。この実験では、ラットに麻酔をかけ、縫合糸を頸動脈から中大脳動脈（MCA）まで通した。縫合糸は血液の流れを妨げ、90分間留置された後に抜去された。ラットは48時間の回復期間を与えられ、その後一連の神経学的検査が行われた。これらの試験の後、ラットを安楽死させ、その脳を固定してスライスし、コンピューターによる画像処理を用いて梗塞領域を算出した。虚血に先立って、ラットには5mg/kgのCBDまたは溶媒（対照として使用）を静脈内投与（i.v.）した。術後12時間目に2回目の20mg/kgのCBDまたは溶媒を腹腔内投与（i.p.）し、脳のコンピューター画像を調べたところ、血流喪失によって生じた梗塞の面積は、CBDを投与したラットでは、溶媒を投与したラットと比較して60％減少した。また神経学的検査では、CBDを投与したラットは溶媒を投与したラットよりも障害が有意に少ないことが明らかになった。スナネズミを使ったその後の研究では、虚血イベントの5分後にCBDを投与（1.25～20mg/kg、i.p.）すると、用量依存性でベル型の神経保護作用曲線が得られ、最大の有効性を示したのは5mg/kgだった（Braida *et al.*, 2003）。さらに、虚血イベントの直前と3時間後に投与されたCBDも、抗酸化物質として、また5-HT$_{1A}$受容体作動薬として作用することによって、マウスにおける脳損傷を防ぐことが示されており（Mishima *et al.*, 2005）、14日間の処置中、CBDの神経保護作用に対する耐性は生じなかった（Hayakawa *et al.*, 2008）。脳虚血が起きた場合にCBDが人間の脳の機能を回復させる可能性を示す臨床試験は行われていない。

## CBDと心臓血管系疾患

CBDの神経保護作用については、最近のレビュー論文がある（Pacher, Kogan, and Mechoulam, 2020）。一般に心臓発作と呼ばれる心筋梗塞は、心臓に十分な血流が届かないときに起き、壊死（心臓組織の損傷）を引き起こす。CBDは、心筋梗塞のラットおよびウサギモデルにおいて、酸化ストレスを減弱させ抗酸化防御機構を増強させることにより、心筋壊死を減少させることが示されている（Durst *et al.*, 2007; Feng *et al.*, 2015）。CBDはまた、心筋が肥大する病態である心筋症の動物モデルでも、有益な効果があることが示されている。毒性のある抗がん剤ドキソルビシンを使って発症させたラットおよびマウスの心筋症モデルにおいて、CBDは酸化ストレスを減少させることにより心機能を改善し、細胞のアポトーシスを減弱させた（Hao *et al.*, 2015; Fouad, Al-Mulhim, and Gomaa, 2013）。長期的なCBD投与はまた、DNAの転写、サイトカイン産生、および細胞生存を制御するタンパク質複合体であるNF-$\kappa$Bの活性化を減弱させることによって、1型糖尿病誘発性心筋機能不全を改善し、細胞死を減少させた（Rajesh *et al.*, 2010; Pacher, Kogan, and Mechoulam, 2020）。基礎研究におけるこれらの結果は、心不全患者によるCBD使用の安全性を評価するための予備的臨床試験（NCT03634189）に、主要な理論的根拠の証明を提供した。

## CBDと肝臓・腎臓の損傷および疾患

CBDは、げっ歯類において、肝虚血再かん流およびアルコール過剰摂取による肝障害を減少させることが示されている（Mukhopadhyay *et al.*, 2011）。CBDは、主要な炎症マーカーを減弱させることにより、肝臓の炎症および酸化ストレスを軽減させ、細胞死を減少させた。また、胆管結紮によって生じさせたマウスの肝性脳症モデルにおいて認知機能を改善した（Magen *et al.*, 2009）。肝トリグリセリド値が高く（肝脂肪5%以上）、脂肪肝と診断されたヒトを対象として、9週間（8週間の治療期間と安全性確認のためのフォローアップ1週間）にわたる無作為化部分盲検試験も行われている（www.clinicaltrials.gov, NCT01284634; GW Pharmaceuticals）。CBDを200mg/dayから800mg/dayの範囲で投与すると、CBD投与群では肝トリグリセリド値が開始前よりも低下したが、プラセボ群では低下しなかった。

## CBDと炎症・大腸炎

ほとんどのモデルで示されているCBDの抗炎症作用は、T細胞の浸潤または増殖、ミクログリアの活性化、およびその結果としての酸化ストレスと炎症反応を減弱させることによるものである（Pacher, Kogan, and Mechoulam, 2020）。前臨床研究で有望なデータが得られたことで、潰瘍性大腸炎患者を対象とした高CBDの大麻草抽出物の臨床試験につながった。一次エンドポイント（治療後に寛解に達した患者の割合）は達成できなかった（CBD 28%、プラセボ26%）が、CBDは潰瘍性大腸炎の症状を若干軽減させた（Irving *et al.*, 2018）（消化管の炎症や過敏性腸症候群にCBDが及ぼす影響については第7章も参照のこと）。

## CBDと自己免疫疾患

正常な体細胞に対する異常な免疫応答／攻撃は、複数の器官系に影響を及ぼし、自己免疫疾患を引き起こす場合がある。自己免疫疾患は約80種類が知られている。これらの疾患の大部分の機序は完全には明らかにされていない。自己免疫疾患の中には、感染症が引き金となり、その感染病原体に完全に合致しない抗体が産生されて他のタンパク質に作用することで引き起こされるものがあると広く考えられている。環境因子や遺伝的特徴も関係がある。CBDは一部の自己免疫疾患に影響を及ぼすことが示されている（最近のレビュー論文には、Nichols and Kaplan, 2020がある）。以下、いくつかの自己免疫疾患（または自己免疫疾患様の疾患）に関して発表されている論文を紹介する。乾癬、多発性硬化症および関節炎に関する論文については別項で紹介する。

## 1型糖尿病

1型糖尿病は、免疫系がインスリンを産生する膵臓のランゲルハンス島$\beta$細胞を破壊する疾患である。Weissらは、CBDの投与により、糖尿病傾向にある非肥満（NOD）の雌マウスの糖尿病発症率が低下することを報告している（Weiss *et al.*, 2006）。CBDはまた、炎症性サイトカインであるIFN-$\gamma$およびTNF-$\alpha$の血中濃度を有意に低下させ、*in vitro*ではTh1関連サイトカイン産生を低下させ、Th2関連サイトカインであるIL-4およびIL-10を増加させた。同じ研究チームによるその後の論文は、糖尿病の潜伏期または初期症状を呈する11～14週齢の雌NODマウスにCBDを投与（週5回注射、4週間）すると、糖尿病の発症率を低下させることを示した（Weiss *et al.*, 2008）。糖尿病と診断されたのは、CBD投与群のマウスではわずか32%であったのに対し、溶媒投与群および非投与群ではそれぞれ86%および100%であった。さらに、CBD投与後、脾細胞によって産生される炎症性サイトカインIL-12の量は有意に低下したが、抗炎症性サイトカインIL-10のレベルは有意に上昇した。CBDを投与したマウスの膵臓細胞の組織学的解析の結果、対照よりも無傷の膵島が多いことがわかった。著者らは、ヒトによる使用が安全であることがわかっているCBDは、1型糖尿病の治療薬として使用できる可能性があると示唆している。

こうした肯定的な実験結果は、Weissらの研究チームとは異なる実験方法を用いたLehmannらのデータによっても裏付けられている（Lehmann *et al.*, 2016）。Lehmannらは、7週齢の雌NODマウスにCBD 5mg/kgを10週間にわたって毎日投与し、白血球活性化および開存毛細血管数を生体顕微鏡によって定量した。その結果、CBD投与が1型糖尿病における初期の膵炎症を軽減させることがわかった。異なる方法を用いた2つの異なるグループによって、マウスにおける有望な結果が得られたことを鑑みれば、CBDは人間の患者を対象とした試験がなされるべきであったが、臨床研究は報告されていない。もう一度言うが、私たちは何かを見落としてはいないだろうか。

CBDはまた、1型糖尿病マウスにおけるうつ様行動および不安様行動を改善することがわかった（Chaves *et al.*, 2020）。これは、うつや不安を訴える人が健常者より少なくとも2倍高い1型糖尿病患者にとって意味のある知見かもしれない。

## 移植片対宿主病（GvHD）

骨髄移植は、ある種のがんにおいて重要な治療法である。しかし、提供された白血球が移植片内にとどまり、宿主を異物組織とみなし、レシピエントの体細胞を攻撃してGvHDを引き起こすことがある。これは自己免疫反応の逆のものと考えることができ、同種造血幹細胞移植（alloHCT）の成功にとって大きな障害となる。

CBDには強力な抗炎症・免疫抑制作用があることから、alloHCT後のGvHD発症率および重症度を低下させる可能性があると推察された（Yeshurun *et al.*, 2015）。臨床試験には、alloHCTを受けた成人患者48人が参加した。GvHD予防のためには、シクロスポリンと短期間のメトトレキサート投与が行われ、非血縁ドナーから移植を受けた患者には低用量の抗T細胞グロブリンも投与した。CBDは移植7日前から移植後30日目まで300mg/dayを経口投与した。追跡期間の中央値は16か月であった。CBDを摂取している間に急性GvHDを発症した患者はいなかった。CBD投与を受けた患者と受けなかった患者の比較が報告された。CBDを受けた患者では、GvHD（非常に重度の例を含む）の発生率が有意に低かった。著者らは、CBDと標準的なGvHD予防法との併用は、急性GvHDの発生率を低下させるための安全かつ有望な戦略であると結論づけている。製薬会社（カリテラ・セラピューティクス社）が、GvHDのためのCBD治療薬を開発中であることを発表している。

## 実験的自己免疫性肝炎

CBDの投与により、実験的自己免疫性肝炎（Hegde, Nagarkatti, and Nagarkatti, 2011）および関連する炎症マーカーのすべてが抑制された。C57BL/6マウスにコンカナバリンA（ConA）を注射すると、アスパラギン酸トランスアミナーゼの有意な上昇、炎症性サイトカインの誘導、肝臓における単核細胞の浸潤を特徴とする急性肝炎を起こした。CBDの投与はConAの投与後に行った。この機序には、CBDによる骨髄由来抑制細胞（MDSC）の誘発が関与していることが示され、これによりT細胞増殖が抑制されて、ConA誘発性肝炎から有意に保護された。さらに、MDSCはバニロイド受容体TRPV1を介して肝炎を抑制することが示された。TRPV1欠損マウスは保護されなかった。著者らは、「TRPV1バニロイド受容体の活性化を介してMDSCを誘発するCBDは、炎症性疾患を治療する新たな治療法となる可能性がある」と結論づけている。

### 実験的自己免疫性心筋炎

Leeらの研究チームは、心臓の炎症を特徴とする自己免疫疾患、実験的自己免疫性心筋炎（EAM）の十分に確立されたマウスモデルに対するCBDの効果の研究結果を報告している（Lee *et al.*, 2016）。この心疾患は、心臓ミオシンによる免疫付与によって誘発され、T細胞媒介性炎症、心筋細胞死、線維症、心筋機能障害を引き起こした。EAMは著明な心筋T細胞浸潤、重度の炎症反応、収縮期心機能と拡張期心機能の双方の著明な減弱を伴う線維化を特徴とした。長期間にわたるCBDの投与は、マウスにおいて、CD3陽性かつCD4陽性のT細胞が介在する炎症反応および損傷、心筋線維症、心機能不全を大幅に軽減させた。著者らは、「CBDは、自己免疫性心筋炎、またその他の自己免疫疾患および臓器移植の新しい治療法として有望である可能性がある」と結論づけている。

## さまざまな自己免疫疾患

**クローン病**　さまざまな形で大麻を使用している患者が、疾病管理に有効であると報告している。しかし、彼らが使用している医療用大麻に含まれるCBD量にはばらつきがあるため、決定的なことは言えない。Naftaliの研究チームは、クローン病患者に純粋なCBD（10mg、一日2回、8週間）を経口投与したが、結果は芳しくなかった（Naftali *et al.*, 2017）。ただし、投与されたCBDはかなりの低用量である（レビュー論文はNaftali, 2020を参照のこと。炎症性腸疾患におけるCBDの作用については第7章でも考察する）。

**全身性エリテマトーデス**　全身性エリテマトーデス（systemic lupus erythematosus：SLE）は、皮膚、脳、肺・腎臓などの臓器に炎症や組織障害を起こす慢性の自己免疫疾患である。SLEのマウスモデルにおける疾患進行に対するCBD（25mg/kg、14週齢から毎日皮下投与）の効果を20週間にわたって評価した（Katz-Talmor *et al.*, 2018）。CBDは、タンパク尿の有意な増加を伴う糸球体疾患の進行を引き起こした。また生存率の低下傾向が認められた。著者らの結論は、CBDが疾患進行を加速させるというものであった。このような結果は、他の疾患についてはマウスを用いた実験でも臨床試験でも得られておらず、SLEに特有のものと思われる。

## CBDと神経変性疾患

多発性硬化症、アルツハイマー病、パーキンソン病、ハンチントン病などの、中枢神経系に影響を及ぼす神経変性疾患は、脳、脊髄、神経伝達物質系の選択的領域に影響を与えて異なる臨床症状を引き起こす特定のニューロン亜集団の進行性消失を特徴とする。現在のところ、これらの病気の治療法はない。カンナビノイドは、これらの疾患の症状緩和または疾患進行の遅延に有望である可能性を裏付ける*in vitro*および*in vivo*研究のエビデンスはあるが、CBDがこれらの疾患の治療に有効であるというエビデンスはわずかである。

### 多発性硬化症（MS）

多発性硬化症は脳や脊髄の炎症性疾患で、リンパ球の浸潤によりミエリンや軸索に障害が生じる。疾患の初期段階では、炎症は一時的なものにすぎず、再ミエリン化が起こり、患者は回復する。しかし時間の経過とともに、広範囲に及ぶミクログリアの活性化が慢性的な神経変性を引き起こし、その結果、患者は徐々に身体障害が進行する。多発性硬化症に対して現在使用可能な薬剤は、新たな症状発現の頻度を低下させることはできるが、疾患の進行を逆転させることはできない（Pryce and Baker, 2014）。

大麻は、膀胱失禁、振戦、痙縮などの多発性硬化症の症状の一部を抑制するとして関心を集めており（Pryce and Baker, 2014）、実際に、ナビキシモルス（サティベックス［スプレー1回にTHC 2.7mgとCBD 2.5mgを含有］）が、多発性硬化症の痙縮および神経障害性疼痛の治療薬としてヨーロッパおよびカナダで承認されている。多発性硬化症の症候に対するナビキシモルスの安全性と有効性を評価するためのいくつかの比較試験が10年以上前に実施されている（Friedman, French, and Maccarrone, 2019）。多発性硬化症患者160人を対象に、多発性硬化症のいくつかの症状（痙縮、けいれん、膀胱障害、振戦、疼痛）の治療薬としてナビキシモルスとプラセボを比較した無作為比較試験では、症状合計スコアに全体的な差はなかったが、37人の患者が痙縮の改善を示した（Wade *et al.*, 2004）。中等度から重度の痙縮がある患者337人を対象とした2件目の試験では、プラセボと比較してナビキシモルスによる症状の軽減（患者報告による数値評価尺度）が報告された（Collin *et al.*, 2010）。American Academy of Neurologyによる、エビデンスに基づいたレビュー論文は、ナビキシモルスは患者報告による痙縮の軽減にはおそらく効果があったが、客観的指標では効果はなかったと結論づけている（Novotna *et al.*, 2011）。多発性硬化症に関する3つめの臨床試験では、患者はまず4週間のフェーズAの治療に参加してナビキシモルス治療に反応する患者（参加者の約半数）が特定され、フェーズBでナビキシモルス群とプラセボ群に無作為に割り付けられた。フェーズBでは、ナビキシモルス投与群はプラセボ投与群と比較して痙縮が30%以上減少した（Novotna *et al.*, 2011; Markova *et al.*, 2019）。最も最近に行われた4つめの臨床試験では、痙縮と疼痛の臨床的尺度、ならびに直接筋電計による神経生理学的測定値を用いて、進行性多発性硬化症患者15人をナビキシモルスによる標準治療の前後および治療中に健常対照群14人と比較した（Vecchio *et al.*, 2020）。治療前の神経生理学的数値に群間差はなかったが、治療中の痙縮および疼痛スコアは、臨床尺度でも神経生理学的尺度でも、多発性硬化症患者で改善した。これらの結果は、多発性硬化症患者の一部はナビキシモルスによる症状の軽減を見出す可能性が高いことを示唆している。

このように、多発性硬化症患者に対するナビキシモルスの効果については有望な結果が得られているにもかかわらず、これらの症状に対するCBD単独の臨床試験は実施されていない。前臨床エビデンスでは、多発性硬化症のマウスモデルにおいて、CB1受容体作動薬は後肢痙縮を軽減し、CB1受容体拮抗薬は後肢痙縮を増加させることが示唆されていることから、サティベックスの活性成分のうち、これらの症状の軽減に関与するのはTHCである可能性が高い（Wilkinson *et al.*, 2003)。ただし､マウスを用いた最近の前臨床研究は､1%濃度の純CBDプロピレングリコールクリームを毎日投与すると､多発性硬化症のモデルである自己免疫性脳炎（AEA）に対して神経保護作用を発揮する可能性が示唆されている（Giacoppo *et al.*, 2015)。症状発現時に投与を開始し、AEA（後肢の麻痺）の徴候および体重減少がないか毎日マウスを観察した。AEA誘発の1か月後に脊髄と脾臓組織を解析した結果、CBDの投与が、後肢の麻痺と脊髄組織におけるリンパ球性脱髄を減少させ、炎症性サイトカインと酸化傷害のマーカーの放出を減少させることが示され、CBDだけでも多発性硬化症とその関連症状の管理に有用であることが示唆された（多発性硬化症に伴う疼痛についてより詳しくは第7章を参照のこと)。

## アルツハイマー病（AD）

アルツハイマー病は認知・知的機能が低下し日常生活に支障をきたすのが特徴である。アルツハイマー病患者の脳は、さまざまな脳領域、特に海馬、大脳前頭前皮質、扁桃体の細胞外老人斑にアミロイド-βタンパク質の蓄積を示す。2つめの特徴は、過剰リン酸化タウタンパク質からなる細胞内神経原線維変化の存在である。これらの脳機能障害は、神経炎症や酸化ストレスによって生じると考えられている（Ahmed *et al.*, 2015; Watt and Karl, 2017)。

多数の *in vitro* および *in vivo* 研究において、カンナビノイド受容体の作動薬（THCなど）は、CB1およびCB2受容体の作用機序によってアミロイド-βの神経毒性を軽減することが示されている。CBDはまた、3週間の慢性投与後、アミロイド-β誘導性のミクログリア活性化を防止することが、*in vitro* および *in vivo* 研究のいずれでも示されている（Martin-Moreno *et al.*, 2011)。CBDは、*in vitro* および *in vivo* でのアミロイド-βペプチド毒性を阻害し、*in vitro* では神経細胞株においてタウタンパク質の過剰リン酸化を阻害する（Aso *et al.*, 2015)。CBDはまた、マウスモデルにおいて、アミロイド-βによって生じる記憶障害を減少させた（Aymerich *et al.*, 2018; Martin-Moreno *et al.*, 2011)。ごく最近、CBDの長期投与（5mg/kg、i.p.、3週間毎日投与）が、ADトランスジェニック（APPxPS1）雌マウスの物体認識障害を回復させることがわかった（Coles *et al.*, 2020)。しかし、アルツハイマー病患者の治療にCBDを用いた、ヒトを対象とした臨床試験はこれまで行われていない。

## パーキンソン病（PD）

パーキンソン病は、遺伝的リスクと未知の環境因子の組み合わせが原因となり得る黒質のドーパミン（DA）ニューロンの進行性変性を特徴とし（Fernández-Ruiz *et al.*, 2014）、65歳以上の人口の1～2%が罹患する運動障害疾患である。さまざまな*in vitro*および*in vivo*モデルにおいて、CB1およびCB2受容体作動薬がこの疾患の治療に有望であることが示されている。パーキンソン病のラットモデルにおいて、DAレベルを回復させるためにCBDが有効であるという前臨床エビデンスは非常に限られており、CBDがDAレベルを回復させたことを示す研究もあれば効果がなかったことを示す研究もある（Aymerich *et al.*, 2018）。パーキンソン病の治療薬としてのCBDに関する臨床試験はこれまで発表されていないが、最近、パーキンソン病におけるCBD（エピディオレックス）の安全性および忍容性に関するオープンラベル・用量漸増試験の結果が発表されている（Leehey *et al.*, 2020）。この中でCBDは、5mg/kg/dayから始めて、20～25mg/kg/dayまで漸増し、10～15日間その用量を維持した。13人のパーキンソン病患者の全員が、下痢、傾眠、疲労などの軽度の副作用を報告した。最高用量群の5人で肝酵素の上昇が認められ、試験を完遂した患者のうち10人は運動障害と睡眠の改善を示した。パーキンソン病治療に対する医療大麻のさまざまな形での使い方について調べるためには、ランダム化比較試験が必要である。

## ハンチントン病（HD）

ハンチントン病は遺伝性の進行性神経変性疾患である。ハンチンチン遺伝子（IT15）の変異が線条体のニューロンに損傷を与え、運動障害や認知障害を引き起こす。CBDが抗酸化物質として作用し、酸化による損傷を軽減させることにより、ハンチントン病に対して神経保護作用を示す可能性があるという*in vivo*のエビデンス（Fernández-Ruiz *et al.*, 2014）があるにもかかわらず、運動機能障害の治療を目的としたCBDの初期の臨床試験は成功しなかった（Fernández-Ruiz *et al.*, 2014; Consroe *et al.*, 1991）。ハンチントン病患者26人を対象とした小規模無作為化二重盲検プラセボ対照クロスオーバー試験（NCT01502046）では、運動、認知、行動、機能について、プラセボ群と比較してナビキシモルス（サティベックス：THC 2.7mg/CBD 2.5mg、口腔粘膜スプレー、12 週間）の有益性は示されなかった（Lopez-Sendon Moreno *et al.*, 2016）。現在までの臨床試験の結果からは、ヒトのハンチントン病治療におけるCBD の有効性は裏付けられていない。

### 結論　CBD と神経変性疾患

どの神経変性疾患においても、CBD の効果については適切に管理された臨床試験は行われておらず、これらの疾患の治療における有効性に関する前臨床エビデンスも非常に少ない。前臨床データの中で最も有望性があるのはアルツハイマー病の治療に関するものであるが、ここでもこれらのデータは少なく、*in vitro* 研究および *in vivo* 研究に限られている。サティベックス（THC/CBD）は、MS 患者の振戦および神経障害性疼痛の治療薬としてカナダおよびヨーロッパで承認されているが、前臨床エビデンスでは、この疾患に対する治療上有益な物質はCBD ではなくTHC であることが示唆されている。

## CBD と皮膚疾患

CBD の皮膚疾患に対する効果については、最近レビュー論文が発表された（Nickles and Lio, 2020）。これまで発表されている論文では、CBD が皮膚疾患、特にざ瘡、慢性そう痒症（皮膚のかゆみ）、アトピー性皮膚炎の治療に有益である可能性が示されているが、試験は概して小規模なものであり、厳密なデザインに欠ける。CBD を皮膚疾患の治療薬として推奨できるようになるには、その前に、その有効性と安全性を包括的に評価する質の高いランダム化比較試験が必要である。

CBD 製品はオンラインでも、店頭でも、大麻ディスペンサリーでも購入でき、抗炎症作用と鎮痛作用があると謳われている。にきび、湿疹、乾癬、かゆみを治すと主張する人もいれば、肌の老化を抑え、保湿力を高め、毛髪の潤いさえ高める美容効果があると主張する人もいる。実際、これらの製品は、2021 年までに1,350 ～1,550 億ドルの市場規模になると推定されている（Jhawar *et al.*, 2019）世界のスキンケア製品市場において、有名人を起用して宣伝が行われているが、これらの主張の多くは立証されていない。これまで、皮膚疾患のCBD による治療についてはヒトを対象とした臨床試験はほとんど行われていないが、現在、米国立衛生研究所のウェブサイト www.clinicaltrials.gov には4つの臨床試験が掲載されている(NCT04045314：皮膚の保湿と紅斑［発赤］に対するCBDと1%のヘンプオイルを含むフェイシャルクリーム；NCT04045119：皮膚の保湿とにきびのできやすい皮膚に対するCBDとヘンプオイルを含むフェイシャルクリーム；NCT03573518：中等度から重度の尋常性ざ瘡患者におけるBTX 1503［CBD製剤］の評価；NCT03824405：中等度のアトピー性皮膚炎［湿疹］患者におけるBTX 1204［CBD製剤］の安全性、忍容性および有効性の研究)。これらの試験のいずれについても、結果はまだ発表されていない。

### 市販されているCBD製品の規制上の懸念

米国のCBD製品は、州レベルで見ると、医療および嗜好目的の大麻使用を許可する州での販売は合法であり、またそれがヘンプから抽出された場合はすべての州での販売が合法とみなされている。しかし連邦レベルでは、CBDの法的立ち位置はより複雑である。米国麻薬取締局と規制物質法は、乱用の可能性のある精神活性化合物を規制する。大麻およびそのすべてのカンナビノイド成分はこれまで、現時点で認められている医療効果がなく乱用の可能性が高いスケジュールⅠの物質とされている。しかし、FDAは最近、小児てんかんの治療薬としてエピディオレックスを承認することにより、CBDが大麻と同じものであるとは考えないという姿勢を明らかにした。さらに、農務省と農業法は、ヘンプから抽出されたCBDは合法と考えられると述べている。したがって、多くのCBD支持者は、CBD、特にヘンプ由来のものは合法であり、広く利用可能であるべきと主張している。

州と連邦の規制にこのような齟齬があることによって、臨床医、患者、消費者の間で混乱が生じている。CBDを含む製品が広く入手できるようになったことが、製品の合法性についてのこの混乱に重なって、論争の種となっている。スキンケア会社は消費者に、あたかも合法であるかのように製品を提供し続けているが、これらの製品はFDAによる安全性や有効性の試験が行われておらず、そのため規制当局の承認を受けていない。製品は、含有されるCBDの純度、効力、供給源がばらばらである（Jhawar *et al.*, 2019)。

## CBDの経皮投与

経口摂取されたCBDはバイオアベイラビリティが低く（13～19%；Mechoulam, Parker, and Gallily, 2002)、特に皮膚疾患の治療に用いる場合には経皮投与の方が好ましいことを示唆している。しかし、CBDは脂溶性の高い分子であるため皮膚上層、角質層内に蓄積する傾向があり、深層に浸透しにくい（Lodzki *et al.*, 2003)。深層への送達には効率的な透過促進が必要である。皮膚への浸透を高めるためのテクニックの一つに、エトソーム、つまり分子の経皮投与に使用されるリン脂質ナノ小胞の使用がある（Touitou *et al.*, 2000)。エトソームを使ったCBD（6mg）の経皮送達システムを、72時間にわたってヌードマウスの腹部に適用したところ、皮膚とその下の筋肉内にCBDが有意に蓄積した。安定状態に達したのは24時間後で、血中蓄積量は、投与12時間後で約45mg/kg、72時間が経過した時点では87mg/kgであった。このエトソーム状CBDは、カラゲニンの後足底下注射によってこれらのマウスに誘発される炎症および浮腫を予防した。つまり、エトソームを使って投与すると、CBDは経皮型抗炎症薬として使用できる程度まで皮膚に浸透する。

## 乾癬と湿疹

角化細胞（ケラチノサイト）は表皮（皮膚の外層）で最も多い細胞であり、基底層（表皮の第4層）で生まれる。角化細胞はケラチンを産生し、脂質を産生して皮膚の水分を護る表皮バリアをつくる。角化細胞は、皮膚の外層の中を皮膚表面に向かって移動しながら分化する。その主な役割は、微生物、ウイルス、真菌、寄生虫の侵入を防ぎ、紫外線から皮膚を護り、熱、溶質、水分の損失を最小限に抑えることである。ケラチノサイトの増殖が大きく増加すると、乾癬（よくある炎症性皮膚疾患で、表皮に醜い病斑を生じる）が発症することがある。乾癬は、皮膚の炎症性メディエーターの発現増加も伴う。CBDは抗炎症作用を持つことが知られており、腫瘍原性細胞株の急速な増殖を阻害する作用が報告されていることから、ヒトのケラチノサイト細胞株の増殖を阻害するCBDの能力を試す実験が行われた（Wilkinson and Williamson, 2007)。細胞を、72時間にわたってCBDまたは溶媒に浸けたところ、CBDは過剰増殖中のヒト角化細胞の増殖を濃度依存的に阻害し、平均IC50値は2$\mu$Mであった。つまり、CBDは*in vitro*試験ではヒト角化細胞の増殖を抑制し（Wilkinson and Williamson, 2007）、乾癬の治療薬となる可能性が示唆されている。

皮膚分化遺伝子の発現に及ぼすCBDの影響もまた、ヒト角化細胞を使って研究されている（Pucci *et al.*, 2013）。CBDは、ケラチン10遺伝子のDNAメチル化を亢進させることにより、ヒトケラチン細胞遺伝子の発現を有意に減少させた。これらの結果は、CBDが、細胞の増殖と分化を制御できる転写リプレッサーとして作用することを示唆する。

乾癬患者と健常被験者の皮膚から単離され、紫外線A（UVA）と紫外線B（UVB）を照射したケラチノサイトにおける酸化還元バランスおよびリン脂質代謝に対するCBDの効果が最近報告された（Jarocka-Karpowicz *et al.*, 2020）。CBDは、健常者のケラチノサイトの酸化ストレスを一部軽減させる一方、乾癬患者のケラチノサイト、特にUV照射後の酸化ストレスは増加させる傾向を示した。CBD投与により誘導されるこうした変化は、CBDが乾癬に与える作用の細胞レベルにおける機序である可能性がある。Casaresらの研究チームは、システム生物学的手法を用いて、ヒトの角化細胞に対するCBDの作用の特性を分子レベルで明らかにした（Casares *et al.*, 2020）。機能分析の結果、ケラチノサイトの分化、皮膚発達、および表皮細胞分化に関与する、CBDが制御する経路が明らかになった。CBDはケラチノサイトにおける複数の抗酸化経路の発現を誘導し、これらの皮膚細胞が酸化剤に暴露して起きる生理学的および病態生理学的アウトカムを調節することがわかったのである。こうした *in vitro* 研究の結果を総合すると、CBDは今後、乾癬を含むいくつかの皮膚疾患の新規治療薬として、前臨床試験および最終的にはヒト臨床試験で試験される見込みがあることを示唆している。しかし、角化細胞に対するCBDの効果について、マウスを使って行われた唯一の前臨床 *in vivo* 試験は、CBDが、乾癬における過剰増殖で示されるいくつかの増殖促進遺伝子（ケラチン16および17）のレベルを（減少ではなく）増加することを示した（Casares *et al.*, 2020）。そこで著者らは、乾癬治療におけるCBDの使用は、*in vivo* で増殖促進作用が示されたことに鑑みて慎重に行うべきであると示唆している。だが同時に著者らはまた、これらの所見は、湿疹など他の皮膚疾患にもCBDが有益である可能性を示しているとも述べている。乾癬またはその他の皮膚疾患の治療薬としてのCBDをヒトが対象の臨床試験で試す前に、さらなる前臨床研究が必要であることは明らかである。

## 尋常性ざ瘡

最も一般的なヒトの皮膚病は尋常性ざ瘡（にきび）である。現在のざ瘡治療は、皮脂の過剰産生、望ましくない皮脂細胞の増殖、炎症など、ざ瘡の複数の病態を治療標的としている。近年、新しい治療手段を求めて、皮膚内のエンドカンナビノイド系の研究が行われている。皮膚のエンドカンナビノイド系は、皮膚細胞の増殖・分化を調節し、皮脂産生を調節し、抗炎症作用を発揮する（Olah *et al.*, 2014）。実際、アナンダミドは、ヒトの皮脂腺で産生され、皮脂腺細胞の産生機能を有する。

この研究では、ヒト皮脂腺細胞株（SZ95）を用いて、CBD が皮脂細胞産生に及ぼす影響を評価した。CBD（1 ～ 10μM）は、ざ瘡促進剤によって誘発されたヒト皮脂腺細胞における過剰な脂質合成を正常化させた（Olah *et al.*, 2014）。脂質を正常化させる作用のほか、抗ざ瘡薬に求められるもう一つの効果は、皮脂腺細胞の望ましくない増殖を阻害することである。CBD は、ざ瘡促進剤によって誘発されたヒト皮脂腺細胞の増殖を減少させたが、ベースラインの皮脂腺細胞数は減少させなかった。つまり CBD は、これらの細胞株の増殖は低下させたが、生存率は低下させなかった。

臨床的に重要なのは、これら *in vitro* 研究で得られた結果を、実際の人間の皮脂腺にあてはめることができるかどうかである。CBD は、人間の皮脂腺が持つ機能を模倣したモデルで、アナンダミドの脂質生成作用を完全に阻止し、基礎脂質生成も減少させた。また CBD は、増殖マーカー MK167 の発現を抑制したことから、ざ瘡の皮脂腺細胞増殖を防ぐ効果があることが示唆されている（Olah *et al.*, 2014）。CBD の脂質合成抑制作用と皮脂腺細胞増殖抑制作用はいずれも、TRPV4 イオンチャネルに対する作用によって媒介されることがわかった。CBD がこの受容体に作用することは以前の論文（De Petrocellis *et al.*, 2012）で明らかにされている。

*in vitro* 研究でのこうした有望な結果は、CBD が尋常性ざ瘡の治療法となり得る可能性を示している。現在の標準的なにきび治療ですでに使用されている適切な媒体を用いるとともに、局所投与が好ましい場合があることに留意すべきである。脂溶性が高いため、CBD は優先的に経皮吸収され、皮脂腺に蓄積すると考えられる（Lodzki *et al.*, 2003）。しかし、現在のところ、ざ瘡治療における CBD の有効性を評価するための前臨床動物モデルは存在しない。同様に、この病態に対する CBD の有効性について、論文として発表された無作為化二重盲検プラセボ対照臨床試験

はない。

### 紫外線からの防護

太陽紫外線への暴露は、急性皮膚光障害、慢性光老化、光発がんの原因因子である。紫外線（UVA および UVB）照射は一般に、過剰産生されると細胞損傷につながる活性酸素種（ROS）生成を増加させ、結果として、酸化に傾く酸化還元不均衡を引き起こす。現在、CBD が有害な紫外線の影響を低減する可能性に関心が持たれている（Jastrzab, Gegotek, and Skrzydlewska, 2019）。CBD の抗炎症作用と抗酸化作用はよく知られており、UV 照射した角化細胞における抗酸化酵素の活性を増強することが報告されている。最近では、CBD がヌードラットにおいて、UVA および UVB 照射によって産生される皮膚角化細胞の代謝を逆転させることが示された（Atalay *et al.*, 2021）。ただし、CBD が紫外線に対する保護剤として有効であることを示すヒトを対象とした臨床試験からのエビデンスは存在しない。

### メラノーマ（黒色腫）

皮膚がんは最も一般的ながんで、メラノーマと非メラノーマ皮膚がんがある。悪性メラノーマは、皮膚内の色素を産生する細胞が悪性化してできる固形がんで、皮膚がんの中で最も致死率が高い。この侵襲性の強いがんの治療に関する研究にみられる最近の進展には、免疫療法や、メラノーマにおける変異 BRAF 遺伝子を標的とする治療法がある。しかしながら、メラノーマは依然として治療が困難であり、現在の治療法は重大な副作用を伴う。CBD は、メラノーマの治療における有効性について、実験的がんマウスモデルを使った研究が行われている（Simmerman *et al.*, 2019）。マウスのメラノーマ細胞（B16F10）をマウスの皮下に注射し、ノギスを用いて、成長中の腫瘍の大きさを経時的に測定し、腫瘍径の最大値が 3mm に達した時点で治療を行った。腫瘍径が 12mm に達すると、マウスは実験のエンドポイントに達したものとして安楽死させた。治療には、プラセボ対照、CBD（5mg/kg、i.p.）、および一般的な抗がん剤であるシスプラチンが使われた。CBD は、プラセボと比較して、腫瘍が 12mm に達するまでの時間を延長させ、メラノーマの腫瘍増殖速度を低下させたが、シスプラチンの方が CBD よりも効果は大きかった。ただしシスプラチンは CBD とは異なり、生活の質に影響するかなりの副作用を生じることが知られている。これらの研究結果は有望であり、併用療法——おそらくは免疫療法またはBRAF標的療法との——としてのCBDの可能性を評価するための臨床試験が必要であることを示している。

## 毛髪成長とCBD

多くのCBD含有シャンプーおよびコンディショナーが市販されているが、CBDが毛髪に取り込まれることを示すエビデンスはほとんどなく、むしろ取り込まれるのは頭皮であろう。ただしそのためには、シャンプーやコンディショナーが、吸収されるに十分な時間、頭皮にとどまる必要がある。これらの製品は、毛髪を強くし、切れ毛や縮れ毛を防ぎ、育毛を促進することさえできると謳っている。毛髪の成長に対するCBDの効果に関してこれまで行われた唯一の *in vitro* 試験は、皮膚科学的に健常なヒトの頭髪の毛包および抜去毛から採取した角化細胞を用いたものである。その結果は、低濃度（1$\mu$M未満）のCBDは発毛周期にわずかな影響を及ぼすが、高濃度（10$\mu$M以上）では実は発毛を抑制することが示唆されており、後者の作用は、望ましくない毛髪の成長を抑制するものとして有望である可能性がある（Szabó *et al.*, 2020）。つまり、CBDが発毛に及ぼす影響は、少なくとも皮膚科学的に健康な人にとっては、シャンプーやコンディショナーにCBDがどれくらい含まれているか、CBDが実際に頭皮をどれだけ貫通しているかと密接に結びついている可能性がある。

## 結論　CBDと皮膚疾患

CBDが皮膚の質を改善し、皮膚疾患を減少させる可能性について、インターネット上にはかなりの主張があるにもかかわらず、科学的証拠のほとんどは細胞株を使った *in vitro* 研究によるものである。これらの疾患の大部分については、主張を実験評価するための、信頼でき、かつ有効な動物モデルは開発されていない。ヒトでの臨床試験は始まったばかりであり、現在、www.clinicaltrials.govに4件が掲載されているが、これらの試験の結果はまだ発表されていない。

## がん

ヒトの乳がん細胞株、前立腺および結腸直腸がん細胞株、胃腺がん細胞株、ならびにラットのグリオーマおよび形質転換甲状腺細胞を含む複数の腫瘍株に対して、CBDがアポトーシス促進作用および抗増殖作用を示すことを示唆する、かなりの数の *in vitro* 研究、またそれよりも少ないが前臨床 *in vivo* 研究によるエビデンスが存在する（Ligresti, De Petrocellis, and Di Marzo, 2016)。CBDはまた、抗細胞遊走作用、抗浸潤作用、抗転移作用および、おそらくは抗血管新生作用を発揮し得る（Kovalchuk and Kovalchuk, 2020; Pisanti *et al.*, 2017; Massi *et al.*, 2013)。こうしたCBDの効能は、複数の細胞内シグナル伝達経路を標的とし、がんの種類に応じて異なる細胞内シグナル経路の調節によって腫瘍形成を制御するという独特の能力によるものである。

### CBDと乳がん

CBDは、さまざまな乳がん細胞株に対し、約6μMでIC50と、細胞の増殖を強力かつ選択的に阻害し、非がん細胞の増殖を阻害することもなかった（Ligresti *et al.*, 2006)。また、CBDはマウスにヒト乳がん細胞を注入してできた乳房腫瘍の増殖を抑制し、さらにこれらの細胞に由来する肺転移がんの浸潤も抑制した。これらの作用機序には、直接的なTRPV1の活性化および／またはCB2の間接的活性化、ならびに酸化ストレスの誘発が関与していた。その後の研究では、CBDが、細胞の増殖に加えて細胞進行、浸潤、および転移を阻害した。これらはすべて、がんの制御における重要な特徴である（McAllister *et al.*, 2007)。CBDは、エストロゲン受容体陽性およびエストロゲン受容体陰性の乳がん細胞のいずれにおいても、濃度依存的に細胞死を誘発し、非腫瘍形成性の乳腺細胞にはほとんど影響を及ぼさず、ROS産生の増加によって、がん細胞のみに選択的なアポトーシスおよびオートファジー（細胞死）を引き起こすことが示されている。

### CBDとグリオーマ（神経膠腫）

CBDはまた、増殖率の高さ、侵襲性の強さ、放射線および化学療法に対する感受性の低さにより、最も厄介な腫瘍の一つと考えられているグリア由来の脳腫瘍、グリオーマ細胞を減少させる。CBDがグリオーマ細胞の増殖を減少させることが最初に示されたのは、マウス細胞株（Jacobsson *et al.*, 2000）、次いでヒト細胞（Massi *et al.*, 2004）を使った *in vitro* 研究だった。CBDはまた、免疫不全マウスを使った *in vivo* 研究でも、グリオーマの増殖を減少させることが示されている（Massi *et al.*, 2004）。CBDの抗がん作用には、ROSの初期産生増加を介した酸化ストレスの誘導が関与しており、抗酸化物質であるトコフェロールはCBDの増殖抑制作用を逆転させた。重要なのは、CBDは正常細胞においてはROS産生を誘導しなかったという点である。その後の *in vitro* 研究では、CBDとTHCを併用すると、ヒトグリオーマ細胞株の生存性を低下させ、オートファジーとアポトーシスを増強し、マウスのグリオーマ細胞の増殖を減少させた（Torres *et al.*, 2011）。

### CBDと白血病・リンパ腫

CBDは、非がん細胞に影響することなく、ヒト白血病細胞株のアポトーシスを誘導することが示されている（Gallily *et al.*, 2003）。また、マウスおよびヒトの白血病細胞株において、ROSの産生増加およびCB2受容体の活性化によってアポトーシスを誘発することが示されている（McKallip *et al.*, 2006）。実際、ヒト白血病およびリンパ腫は、他の腫瘍細胞株と比較してCB2受容体の発現数が有意に多く、このことは、免疫系から生じるこれらの腫瘍が、CB2受容体が媒介するCBDの作用に対して特に感受性が高い可能性があることを示している（Massi *et al.*, 2013）。

### CBDと肺がん

肺がんは侵襲性が高く、従来の治療法にはほとんど反応しない。CBDは、TRPV1受容体、CB1およびCB2受容体の両方を発現するヒト肺がん細胞の侵襲性を低下させる可能性があるという、*in vivo* 試験によるエビデンスがある（Ramer and Hinz, 2017）。さらに、マウスを用いた *in vivo* 試験では、CBD投与後に肺がん細胞の転移が阻害されることが明らかになり、CBDが肺がんの治療選択肢となる可能性が示唆されている。

### CBDと甲状腺がん

甲状腺がんは最も一般的な内分泌悪性腫瘍である。CBDは、ラット甲状腺がん細胞を用いた*in vitro*試験において、酸化ストレスとROSの活性化を誘導することにより、増殖抑制作用（Ligresti *et al.*, 2006）とアポトーシス誘導作用（Lee *et al.*, 2008）を示した。

### CBDと結腸がん

*in vitro*および*in vivo*研究はいずれも、CBDが結腸がんの治療法となる可能性があることを示唆している。結腸がんのマウスモデル（Izzo *et al.*, 2009）を用いた実験では、CBDがポリープ（結腸内面にできる腫瘤で、ほとんどすべての結腸がんはここから発生する）および腫瘍の発生を減少させることが示された。

### CBDと血管新生

血管新生とは、既存の血管から新しい血管が形成されることであり、がんの形成はこの過程に依存しているため、がんの増殖を阻止するための治療標的として有望である。カンナビノイドは全体として、内皮細胞を直接的に調節することによって、血管新生阻害因子として作用することが示されている。CBDもまた、内皮細胞の分化に影響を及ぼすことが*in vitro*試験で、また抗血管新生作用を発揮することが*in vivo*試験で示されている（Massi *et al.*, 2013）。

### 細胞外小胞阻害剤としてのCBD

近年発表された論文は、CBDが細胞外小胞（エクソソーム）阻害剤として機能する可能性を評価した（Kosgodage *et al.*, 2018）。エクソソームは、タンパク質や遺伝物質伝達のための細胞間コミュニケーションにおける重要なメディエーターである。がんは、薬物排出、発がん促進シグナル伝達、浸潤、免疫抑制のためにエクソソームの分泌を用いる。エクソソーム阻害薬は、抗がん剤に対するがん細胞の感受性を高めることが示されている。CBDはエクソソーム阻害剤として作用する。CBDが膠芽腫細胞（成人における原発性悪性脳腫瘍の中で、最も一般的かつ侵襲性の高い形態）におけるエクソソームプロファイルを修飾する可能性について、テモゾロミド（抗がん剤）の存在下および非存在下で評価が行われている（Kosgodage *et al.*, 2019）。対照群と比較して、CBDを投与した細胞が分泌したエクソソームは、含有される発がん促進マーカーが少なく、抗発がんマーカーが多かった。CBDとテモゾロミドを組み合わせると、CBDのみ、あるいはテモゾロミドのみを投与した場合よりも効果が高まった。これらの結果は、CBDがエクソソームの調節により膠芽腫における治療効率を高める補助薬として作用する可能性を示唆している。

## CBDとがんの臨床試験

グリオーマ細胞に対するTHCとCBDの併用、および抗がん剤テモゾロミドとの併用による相乗効果を示した前臨床研究（Torres *et al.*, 2011）の結果に基づき、再発性神経膠芽腫と診断された21人の患者を対象とした第2相小規模無作為化比較試験で、サティベックス（ナビキシモルス）とプラセボをそれぞれテモゾロミドと併用した場合の効果を調べた。予備試験の結果は、1年生存率の上昇を示した（サティベックス群83%：プラセボ群53%）。最近の臨床試験では、さまざまな種類のがん患者に対する医療品グレードのCBDの効果を4年間にわたって評価した。固形がん119例のうち92%に臨床効果が認められ、多くの症例で血中循環がん細胞の減少がみられたほか、腫瘍サイズの縮小が認められた症例もあり、副作用は認められなかった。これらは有望な予備調査結果ではあるが、CBDの有効性を実証するための二重盲検プラセボ対照試験はいかなるがんについても実施されていない（Kenyon, Liu, and Dalgleish, 2018）。現在、CBDによるがん治療に関してwww.clinicaltrials.govに掲載されている臨床試験は2件のみである。一つは、多発性骨髄腫、多形性膠芽腫、消化管悪性腫瘍の患者を対象に、標準治療と併用したCBDの有効性を評価する無作為化二重盲検プラセボ対照多施設試験（NCT03607643）で、フロリダ州オーランドのサウスウェストがんセンターで実施される予定（治験責任医師：Sara Katta、Leaf Vertical社が資金提供）だが、まだ被験者募集が始まっていない。もう一つは、イスラエルのハダッサ医療センターのYakir Rotenberg氏が「固形がんに対する単剤としての純粋なCBD（NCT02255292）」として2014年に登録したものであるが、この試験もまだ参加者を募集していない。

## 結論　CBDとがん

さまざまながん細胞株およびマウスモデルを用いた複数の*in vitro*および前臨床*in vivo*試験が、CBDががんの増殖と転移をともに制御する可能性を示唆している。CBDの抗がん作用は、少なくとも*in vitro*試験では正常な細胞株には影響を及ぼさないため、がん細胞に選択的に働くと思われる。CBDの有効性は、複数の細胞経路と、がんの種類によって異なる細胞内シグナルを標的とする能力によるものである。CBDの最も一般的な作用は、がん細胞死を促進するROS産生の増加であり、これは、すべてのがん細胞型においてその有益な作用のためのトリガーであると思われる（Singer *et al.*, 2015）。CBDの抗がん作用を媒介するためにカンナビノイド受容体が果たす役割については議論の余地がある。*in vitro* 試験から得られたエビデンスの一部は、肺がん、白血病、結腸がんに対するCBDの抗がん作用についてはカンナビノイド受容体が貢献するが、神経膠腫および乳がんについては貢献しないことを示している。これらの *in vitro* および前臨床 *in vivo* 研究の結果は、CBDが、がん治療における臨床利用を検討するに値する可能性を示唆している（Massi *et al.*, 2013）が、いかなる種類のがんに対しても、既知の治療法とCBDを比較する、適切に管理された無作為化臨床試験は実施されていない。今後5年間で、ヒトのがん治療におけるCBDの有効性に関する新たな臨床試験がいくつか実施されることが期待される。

## 結論

現在利用できる *in vitro* および前臨床 *in vivo* 研究のデータは、CBDが神経保護作用および組織保護作用を有する可能性を示唆しているが、これらの適応症のそれぞれについて、重要なヒトの臨床データは不足している。CBDは、脳卒中、心臓および肝臓の障害、腸疾患に対する神経保護において、重要な治療選択肢となる可能性がある。動物実験でも、CBDが糖尿病、肝炎、心筋炎などの自己免疫疾患において有用な治療法である可能性が示唆されている。また、神経変性疾患である多発性硬化症、アルツハイマー病、ハンチントン症に対する防御の役割も担っている可能性がある。しかしながら、これらの疾患の治療におけるCBDの有効性に関して、ヒトを対象とした無作為化プラセボ対照臨床試験は実施されていない。ただし、臓器移植患者における移植片対宿主病の自己免疫反応をCBDが低下させる可能性があることを示唆する有望な臨床試験のデータは存在する。

CBDが皮膚疾患の治療に使用できるというエビデンスは、培養細胞を使った *in vitro* 試験のものにほぼ限定されている。CBDが湿疹および乾癬における角化細胞の増殖と尋常性ざ瘡における脂腺細胞を減少させる可能性を示すかなり有望な *in vitro* 試験の結果があるが、現在のところ、これらの皮膚疾患の治療における CBD の有効性を評価した前臨床動物モデルはない。同様に、皮膚疾患の治療における CBD の有効性についての、ヒトを対象とした無作為化二重盲検プラセボ対照臨床試験も行われていない。

過去数十年間、前臨床および臨床がんモデルにおける大麻およびカンナビノイドの安全性、有効性、および臨床的有用性に関する重要な研究が行われている。大麻とカンナビノイドはまた、悪心や嘔吐など、がん関連症状の管理における有効性についても評価されている（次章で詳述する）。*in vitro*、および非常に限定的ではあるが前臨床 *in vivo* 研究は、CBD がヒト乳がん、前立腺および大腸がん、胃腺がん、およびラットのグリオーマ、ならびに形質転換甲状腺細胞を含む複数の腫瘍株においてアポトーシス促進および抗増殖作用を示すことを示している。CBD はまた、抗遊走、抗浸潤、抗転移作用および、おそらくは抗血管新生作用を持つ可能性がある。臨床的に使用可能なほとんどのがん治療薬は、患者に全身毒性を誘発するため、これらの薬物の多くはその治療的有用性が制限される可能性があるが、CBD の毒性レベルは比較的低い。問題は、ヒトを対象とした臨床試験が、本章で紹介した、抗がん剤治療の患者に対する CBD の有効性について検討した *in vitro* および前臨床 *in vivo* 研究から得られたエビデンスを裏付けるかどうかであろう。

# 6
# 悪心、嘔吐、食欲

悪心（吐き気）と嘔吐は、薬や治療（がんの化学療法や放射線療法の場合など）の副作用として、あるいは疾患（クローン病の場合など）によって、よくみられる症状である。悪心とは、嘔吐が切迫しているような感覚を伴い、胃が落ち着かないという主観的な感覚として表現されるのが普通である。嘔吐は、悪心を伴うこともあるが、口から胃内容物を排出する別の過程である。

がんなどの重篤な疾患は、食欲不振や栄養失調を伴うことがよくある。悪液質（極度の体重減少、筋肉の消耗、体脂肪の減少を引き起こす病気）は、重い病気の後期にある人に発症する。治療や症状改善の方法はあるが、がん患者は依然として悪心、嘔吐、食欲不振、および／または悪液質を経験し、生活の質に大きな影響を及ぼすことがある。現在満たされていないこのような治療ニーズを考慮すると、カンナビノイドなどの補完あるいは代替治療の模索が必要である。

## 化学療法あるいは放射線治療による悪心と嘔吐

悪心と嘔吐は、化学療法または放射線治療の有害な副作用であり、既存の制吐治療を行ってもなお、がん患者はしばしばこれらを経験する（Navari and Aapro, 2016）。これらの症状は治療成績および患者の生活の質に影響を及ぼすので、悪心および嘔吐を抑える必要性があるのは明らかである。

化学療法によって誘発される悪心と嘔吐には3種類ある。最初の抗がん剤投与から24時間以内に起こる悪心・嘔吐は「急性」、抗がん剤投与から24時間後（2～3日後にピークに達することが多い）に起こる悪心・嘔吐は「遅発性」に分類される。急性期および遅発期が適切に管理されないと、「予測性」の悪心および嘔吐につながり、病院に到着すると悪心や嘔吐、またはその両方が引き起こされる。これは、病院の何か（目に入るものや匂いなど）と、後に投与された抗がん剤による悪心・嘔吐の体験が関連づけられたためである。

嘔吐の神経生物学的な仕組みはよくわかっているが、悪心についてはあまり明らかにされていない。毒性のある抗がん剤（または放射線）は腸内のクロム親和性細胞を刺激する。これによりセロトニンが放出され、腸の求心性迷走神経の5-$HT_3$受容体に結合して急性嘔吐を引き起こす。これに対して遅発性の嘔吐は、中枢および末梢神経系のニューロンからサブスタンスPが放出されることによって起こる。サブスタンスPはニューロキニン-1（NK1）受容体を活性化することで遅発性嘔吐を引き起こす。

悪心・嘔吐の管理に関するガイドラインとしては通常、5-$HT_3$受容体拮抗薬（オンダンセトロン、ドラセトロン、グラニセトロン）、NK1受容体拮抗薬（アプレピタント、ホスアプレピタント、ロラピタント）、およびコルチコステロイド（デキサメタゾン）からなる3剤レジメンと、毒性の強い抗がん剤には抗不安薬オランザピンを追加する方法がある。これらの薬剤は嘔吐の制御には有効であるが、急性および遅発性の悪心の軽減にはほとんど効果がなく（Hickok *et al.*, 2003; Poli-Bigelli *et al.*, 2003）、予測性の悪心にはどれも効果がない。悪心（急性、遅発性、および予測性）は依然としてがん患者にとっては厄介な症状であり、大麻やカンナビノイド化合物などの代替治療法の評価の必要性を浮き彫りにしている。MaidaとDaeninckは、がん患者の症状管理のためのカンナビノイド使用について、優れた概説を提供している（Maida and Daeninck, 2016）。

本章では、（CBDを含有する）大麻草全草についてのエビデンス、ナビキシモルス（THCとCBDを1:1の割合で含有）、CBDのみを評価した少数の研究にフォーカスし、*in vitro*、*in vivo*、ヒトでの臨床試験から得られたエビデンスをもとに、悪心と嘔吐を抑制するCBDの作用について述べる。次に、食欲や体重へのCBDの影響を見ていく――がん患者、またエイズ（AIDS）をはじめ多くの慢性疾患患者が、食欲減退、体重減少、栄養不良を経験するからである。最後に、カンナビノイド悪阻症候群（CHS）について簡単に述べる。CHSは、大麻を長期間、特に高用量のTHCを用いた場合にみられる重度の悪心と嘔吐のエピソードを特徴とする症候群である。

## 悪心と嘔吐におけるCBDと5-HTの関与—— *in vitro* 研究の結果

抗がん剤治療を受けている患者に一般的に処方される5-$HT_3$受容体拮抗薬は、5-HTの信号伝達を減少させることでその作用を発揮することから、5-HTを減少させることのできる他の薬物にも、抗悪心作用または制吐作用がある可能性が示唆される。実際に *in vitro* で、5-HT受容体に対するCBDの作用が研究されている。

マウスおよびヒトの5-$HT_{3A}$受容体を発現させたカエル細胞を用いて、5-HTに対するCBDの作用を調べたところ、CBDには抑制作用があり、濃度依存的（IC50=0.6μM）に5-HTで発生する電流を逆転させた（Yang *et al.*, 2010）。5-HTの効力（potency）は変化しなかったが、CBDはその有効性（efficacy）を低下させ、CBDが5-$HT_3$受容体のアロステリックモジュレーターであることを示唆した。CBDが5-$HT_3$受容体にアロステリック結合すると、5-HTシグナル伝達が減少し（5-$HT_3$受容体拮抗薬でも同じことが起こる）、この5-HTシグナル伝達の減少が、CBDの悪心・嘔吐抑制作用の機序である可能性がある。

5-HTシグナル伝達を減少させるその他の受容体の一つが、5-HTニューロンの細胞体および樹状突起に存在する5-$HT_{1A}$自己受容体であり、後続の発火に負のフィードバックを与える（Blier *et al.*, 1998）。すなわち、5-$HT_{1A}$自己受容体の活性化は続く5-HT放出の阻害につながるため、悪心または嘔吐、あるいはその両方が軽減される可能性がある。初期の研究では、CBDが（16μMというかなりの高濃度で）チャイニーズハムスター卵巣細胞に導入したヒト5-$HT_{1A}$受容体を活性化することが明らかにされた（Russo *et al.*, 2005）。もっと最近では、*in vitro* 試験で、ラット脳幹膜の5-$HT_{1A}$受容体に対する低濃度のCBDの結合の仕方を調べた（Rock *et al.*, 2012）。CBDは濃度100 nMで、5-$HT_{1A}$受容体作動薬8-OH-DPATの能力を強化し、結合を刺激した（濃度10 nMおよび1 nMではこれは起きなかった）。さらに、CBDは5-$HT_{1A}$受容体に直接作動薬として作用せず、これらの膜における結合部位からの8-OH-DPATの解離速度を変化させることができなかった（Rock *et al.*, 2012）。これらの結果を総合すると、CBDは、5-$HT_{1A}$受容体における内因性5-HTの作用を増強することによって間接的な作用を発揮する可能性を示唆している。

CBDの酸性前駆体であるCBDAもまた、8-OH-DPATの5-$HT_{1A}$受容体への結合を亢進させたが、CBDに比べるとはるかに広い濃度（0.1～100 nM）でそれが起きた（Bolognini *et al.*, 2013）。メチルエステル型のCBDA、HU-580（0.01～10 nM）は、8-OH-DPATのヒト5-$HT_{1A}$受容体への結合を大幅に増強した（Pertwee *et al.*, 2018）。このことから、CBDは（CBDAおよびHU-580とともに）、5-$HT_{1A}$受容体の活性化を介して最終的にこれらの自己受容体に対する内因性5-HTの結合力を増強し、不調を引き起こす5-HTのさらなる放出を停止させることで、悪心と嘔吐を抑制することが示唆される。

## 悪心と嘔吐におけるCBDと5-HTの関与―― *in vivo* 研究の結果

### 制吐作用

制吐作用のある化合物のスクリーニングに用いられる一般的な実験動物は、スンクス、フェレット、ネコである。これらの動物は、塩化リチウム（LiCl）や抗がん剤シスプラチンなど、毒素の投与に反応して嘔吐するほか、回転にも反応して嘔吐する（運動誘発性嘔吐）。リスザルでは、CBD（3mg/kg、i.m.［筋肉内注射］）の同時投与により、高用量（1mg/kg、i.m.）のTHC誘発性の嘔吐が減少した（Withey *et al.*, 2021）。

毒素および運動誘発性の嘔吐におけるCBDの制吐作用は、スンクス（*Suncus murinus*）（訳注：トガリネズミ科の実験動物）を用いて研究されている。スンクスにおいてCBDは二相効果を示し、低用量（5および10mg/kg、i.p.、s.c.［皮下注射］）では嘔吐が減少するが（Rock *et al.*, 2011, 2012）、高用量（25および40mg/kg、i.p.）では毒素誘発性嘔吐を増強する（ただしそれ自体は嘔吐を誘発しない）（Kwiatkowska *et al.*, 2004; Parker, Kwiatkowska *et al.*, 2004）。CBDの制吐作用は、5-$HT_{1A}$受容体によって仲介され（Rock *et al.*, 2012）、CB1受容体によっては仲介されない（Kwiatkowska *et al.*, 2004）。またCBDを反復投与（5mg/kg、s.c.、7日間）してもスンクスにおける制吐効果が維持されたことから、スンクスにはCBDの制吐効果に対する耐性がつかなかったことが示されている（Rock, Sullivan, Collins *et al.*, 2020）。

CBDと比較して、CBDA（0.1および0.5mg/kg、i.p.）は毒素誘発性嘔吐を強力に減少させた（Bolognini *et al.*, 2013）。未発表だが、最近得られたデータによれば、CBDとは異なり、CBDA（20mg/kg、i.p.）は毒素誘発性嘔吐を増強しない。制吐作用を発揮しない用量のCBD（2.5mg/kg、i.p.）またはCBDA（0.05mg/kg、i.p.）を、制吐作用発現の閾値以下のTHC（1mg/kg、i.p.）と併用したところ、相乗効果が認められた（Rock and Parker, 2015）。

これらの結果は、CBDとCBDAはスンクスの毒素誘発性嘔吐に対して効果的な制吐作用があり、5-$HT_{1A}$受容体への作用が媒介していることを示している。CBDは治療域が狭い可能性がある。これはつまり、CBDまたはCBDAは低用量の方が毒素誘発性嘔吐を減少させる可能性を示唆している。CBDAのメチルエステルが嘔吐の軽減により効果的であるかどうかは、まだ評価されていない。

CBD（0.5、1、2、5、10、20、40mg/kg、i.p.）は、スンクスの運動誘発性嘔吐の軽減には効果がない（Cluny *et al.*, 2008）一方、CBDA（0.1および0.5mg/kg、i.p.）は有効である（Bolognini *et al.*, 2013）。CBDは毒素誘発性嘔吐は減少させるが運動誘発性嘔吐は減少させない、という矛盾は、嘔吐の誘発に関与するニューロン経路が異なることと、症状の重篤度が異なることによるものであると考えられる。運動誘発性嘔吐はより重度であり、これを克服するためには、CBDAなどのより強力な制吐薬が必要かもしれない。

## 抗悪心作用

抗悪心作用のある化合物をスクリーニングするためには、信頼できる悪心の前臨床モデルが必要である。げっ歯類は嘔吐することはできないが、疾患誘発物質（たとえばLiClなど）に反応して消化管に同じ信号を受け取っており、嘔吐の前に起きることが多い悪心を経験していると思われ（Billig, Yates, and Rinaman, 2001）、悪心の理想的な動物モデルとなっている。Parkerらの研究チームは、GrillとNorgrenの論文（Grill and Norgren, 1978）が最初に報告した、ラットが下顎切歯を露出させて口と顎を大きく開く条件付けゲイピングが、悪心に対する選択的反応であることを示す重要なエビデンスを提供している（Parker, 2014）。条件付けゲイピングは、他の動物種で嘔吐を起こすような処置によってのみ発生し、他の動物種で悪心や嘔吐を軽減するような処置は一貫して条件付けゲイピングを防ぐ。こうした条件付けゲイピング反応は、悪心を起こさせる味（急性悪心のげっ歯類モデル）だけでなく、悪心を起こさせる状況トリガー（抗がん剤治療を受けている患者が再診時に経験する予測性悪心のモデル）でもみられる（Limebeer *et al.*, 2008）。ここではまず、CBD（およびCBDAとHU-580）の制吐作用に関する前臨床研究のエビデンスを紹介し、続いて予測性悪心に関するエビデンスを提示する。

急性悪心のげっ歯類モデルでは、CBD（5mg/kg、s.c.またはi.p.）により条件付けゲイピングが減少し、急性の抗悪心作用が示唆された（Rock *et al.*, 2012; Parker, Mechoulam, and Schlievert, 2002; Parker and Mechoulam, 2003）。最近の研究では用量反応の幅が拡大し、CBDの制吐作用の治療域は0.5mg/kg（i.p.）から5mg/kg（i.p.）と広がった。0.1、20、40mg/kg（i.p.）では制吐作用は認められなかった（Rock, Sullivan, Pravato *et al.*, 2020）。重要なのは、これらの高用量のCBDは条件付けゲイピングを促進はせず、単に何の作用も起こさなかった、ということである。CBDは、反復投与（5mg/kg、s.c.、7日間連続投与または週に1回を4週にわたって投与）しても抗悪心作用は維持された（Rock, Sullivan, Collins *et al.*, 2020）。CBDの無効量（0.5mg/kg、s.c.または0.1mg/kg、i.p.）と$5\text{-}HT_{1A}$作動薬8-OH-DPAT（Rock *et al.*, 2012）またはTHC（0.1mg/kg、i.p.; Rock, Sullivan, Pravato *et al.*, 2020）の併用は、条件付けゲイピングを相乗的に減少させた。これは、低用量のCBDを、抗悪心作用のある他の化合物の低用量と併用すると、条件付けゲイピングを防げるということを意味している。

急性条件付けゲイピングモデルにおけるCBDの効果は、$5\text{-}HT_{1A}$受容体に対する作用によって仲介されると思われる（Rock *et al.*, 2012）。背側縫線核（前脳の5-HT受容体、および体性樹状突起$5\text{-}HT_{1A}$自己受容体が存在する脳の領域）に注射すると、CBD（10$\mu$g）は条件付けゲイピングを減少させ、この作用は$5\text{-}HT_{1A}$受容体拮抗薬の投与によって阻害された（Rock *et al.*, 2012）。悪心を仲介する重要な前脳領域である知覚間島皮質（IIC）は、背側縫線核から投射を受ける。疾患を誘発するLiClをラットに投与すると、IICで5-HT濃度の選択的上昇があり、CBD（5mg/kg、i.p.）はこの5-HT濃度の上昇を抑えた（Limebeer *et al.*, 2018）。このことから、CBDの抗悪心作用は、背側縫線核の体性樹状突起$5\text{-}HT_{1A}$自己受容体に作用し、IICへの投射を伴う5-HTニューロンの発火を減少させることによってもたらされると考えられる。この抑制作用によって、IICにおけるLiClによる5-HT濃度の上昇が防止される。要するに、IICにおける5-HTは悪心の感覚を促進し、それがCBDによって予防される可能性があるのである。

CBDA（0.5、1、5、10、100$\mu$g/kg、i.p.）は、この急性悪心モデルにおいて条件

付けゲイピングを強力に減少させた（Rock and Parker, 2013）が、これは $5\text{-HT}_{1A}$ 受容体を仲介とする作用によるもの（Rock, Limebeer, and Parker, 2015; Bolognini *et al.*, 2013）だった。経口投与した場合、CBDA もまた、2.5、10、20$\mu$g/kg で条件付きゲイピングを減少させたが、0.5、1$\mu$g/kg では減少させなかった（Rock *et al.*, 2016）。CBD と同様に、CBDA（1$\mu$g/kg、s.c.）を繰り返し投与しても、条件付けゲイピングを減少させる能力は維持された（Rock, Sullivan, Collins *et al.*, 2020）。無効量の CBDA（0.1$\mu$g/kg、i.p.）と無効量のメトクロプラミド（$5\text{-HT}_3$ 受容体拮抗薬ができる以前から制吐薬として使用されているドーパミン受容体拮抗薬）を併用すると（Rock and Parker, 2013）、$5\text{-HT}_3$ 受容体拮抗薬オンダンセトロン（1.0$\mu$g/kg; Rock and Parker, 2013）、THCA（Rock, Sullivan, Pravato *et al.*, 2020）または THC（Rock, Limebeer, and Parker, 2015; Rock *et al.*, 2016）の制吐作用が高まった。最後に、HU-580（0.1 および 1$\mu$g/kg）は、急性の悪心の軽減に CBDA よりも有効であることが示されており、これもまた $5\text{-HT}_{1A}$ 受容体への作用を介してのものである（Pertwee *et al.*, 2018）。反復投与してもその有効性は保たれる（Rock, Sullivan, Collins *et al.*, 2020）。このことから、これらのカンナビノイドは、耐性の発現を伴わずに慢性疾患を管理できる悪心抑制療法として研究すべきであることが示唆されている。

予測性悪心のげっ歯類モデルにおいて、CBD（1 および 5mg/kg、i.p.）は、状況から発生する条件付けゲイピングを減少させたが、10mg/kg では減少させなかった（Rock *et al.*, 2008）。CBDA（1、10、100$\mu$g/kg、i.p.）は、状況から発生する条件付けゲイピングをより強力に減少させた（Rock, Limebeer, and Parker, 2015; Bolognini *et al.*, 2013; Rock *et al.*, 2014）。HU-580 は、0.01$\mu$g/kg（i.p.）というごく低用量で、状況から発生する条件付けゲイピングの減少に CBDA よりも有効であり（Pertwee *et al.*, 2018）、CBDA および HU-580 のこうした抗悪心作用は $5\text{-HT}_{1A}$ 受容体を介していた（Bolognini *et al.*, 2013; Pertwee *et al.*, 2018）。無効量の CBDA（0.1、1、10$\mu$g/kg、i.p.）に無効量の THC（1、10mg/kg、i.p.）または THCA（5$\mu$g/kg、i.p.）を併用すると、予測性悪心の抑制が増強された（Rock, Limebeer, and Parker, 2015; Rock *et al.*, 2014）。CBDA（10$\mu$g/kg）の経口投与も予測性悪心を減少させ（Rock *et al.*, 2016）、無効量の CBDA（0.1 または 1$\mu$g/kg）と THC（0.1 または 1mg/kg; Rock *et al.*, 2016）を組み合わせると、条件付けゲイピングの抑制

が増強された。

総合すると、CBDによる急性および予測性の悪心抑制効果（CBDAは有効性がより高く、HU-580はさらに高い）は、これらの化合物が悪心抑制治療法の候補となる可能性があり、さらなる研究に値することを示している。予測性悪心に対する特異的な治療法は現在のところないため、これらの化合物が持つ悪心抑制効果は特に重要である。前臨床研究のエビデンスは、低用量のCBD（およびCBDAとHU-580）は、他の制吐薬と併用して相乗的に作用し、悪心をより効果的、強力、そしておそらく選択的に減少させることを示している。

## ヒトの悪心と嘔吐

大麻の喫煙が悪心および嘔吐を抑えるのに役立った、と証言するがん患者の体験談に促され、がん専門医はその有効性について調べ始めた。患者からの報告はまた、抗がん剤投与の前に大麻を使用すると、予測性悪心が減少することを示していた（Wilkie, Sakr, and Rizack, 2016）。その結果、1970年代および1980年代には、化学療法の患者を対象に、ドロナビノールとナビロンの効果を調べるための多くの研究が行われており、それらは数々のメタ分析および系統的レビューで評価されている（Whiting *et al.*, 2015; Tramer *et al.*, 2001; Machado Rocha *et al.*, 2008）。これらのレビューは、ドロナビノールおよびナビロンはプラセボよりも効果があり、当時使用可能であった制吐薬と同等以上の有効性を有することを示した。1985年、THCの経口合成アナログであるナビロン（セサメット）が、化学療法誘発性の悪心・嘔吐および食欲増進のために認可されている。

全米科学アカデミーズの報告書（National Academies of Siences Academy of Sciences, 2017）によると、化学療法誘発性の悪心および嘔吐に対する経口カンナビノイドの有効性については、決定的なエビデンスが存在する。大麻の使用についてがん患者と話し合う緩和ケアの医師からの報告によると、患者の約50%が大麻を使用して悪心を管理しようと考えていることが示されている（Panozzo *et al.*, 2020）。実際、カナダのがん患者を対象としたアンケート調査では、大麻を使用していると答えた患者の34%が、悪心を管理するためにそうしていた（Martell *et al.*, 2018）。患者が有効性を認識し、情報を求めているにもかかわらず、悪心および嘔吐を減少させるために大麻草の使用が有効であることを裏付けるデータは依然として不足している。

### 悪心・嘔吐治療薬としてのナビキシモルス（THC + CBD）

ある第2相パイロット無作為化二重盲検プラセボ対照試験では、化学療法を受けている成人16人を対象に、補助療法としてのナビキシモルス（一日の投与量平均値THC 13mg + CBD 12mgを4日間）が評価された（Duran *et al.*, 2010）。すると、患者の71%は遅発性の嘔吐は起きなかったと報告し（プラセボ群では22%）、57%が遅発性悪心が起きなかったと報告した（プラセボ群では22%）が、急性期には差がなかった。いずれの群でも、血圧、体重、体温、血液検査の結果に有意な差はみられなかった。QOLの測定値にも差はなかった。本試験では、化学療法の患者のレジメンにナビキシモルスを加えることで嘔吐と悪心の抑制に役立つことが示唆されているが、症例数が少ないので、その解釈は慎重にすべきである。

多施設共同、無作為化二重盲検プラセボ対照による第2相試験では、化学療法誘発性の悪心と嘔吐の予防を目的とした経口THC + CBD（THC 2.5mg + CBD 2.5mgを一日3回、前日から5日後までの投与と、同じことをプラセボで1サイクル行う交差試験）の効果が評価された（Grimison *et al.*, 2020）。プラセボと比較して、制吐薬のレジメンに大麻抽出物を追加すると、嘔吐および悪心が有意に減少し、QOLスコアが改善した（Grimison *et al.*, 2020）。鎮静作用、めまい、見当識障害などの有害事象が報告されたものの、参加者の85%がプラセボよりも抽出物を好んだ。この結果に基づき、このグループは試験の第3相並行群間比較のために参加者を引き続き募集している。

### 悪心・嘔吐治療薬としてのCBD

化学療法に伴う悪心に対するCBD投与（100～450mg/day、経口カプセル、2年間）の効果を検証した症例報告は1件のみである（Dall'Stella *et al.*, 2019）。抗がん剤治療期間中、神経膠腫の男性患者2人は、悪心や疲労をほとんど報告せず、スポーツに参加することさえできた。重要なのは、これらの患者が、少なくとも2年間、疾患進行のエビデンスを示さず、大きな血球数または血漿生化学的異常を示さなかったことである。これらの結果は有望と思われるが、がん患者の悪心および嘔吐の管理におけるCBDの効果を適切に評価するためには、今後、多数の患者を対象とした無作為化プラセボ対照試験が必要である。

### CBD治療の副作用としての悪心・嘔吐

嘔吐は、CBD治療に伴う副作用として起きることがある。607人の治療抵抗性てんかん患者を対象とした試験では、補助療法として最低用量のCBD（2～10mg/kg/day）を投与した患者では嘔吐は報告されなかったが、より高用量（40mg/kg/day以上）では嘔吐の発生率が増加した（Szaflarski *et al.*, 2018）。これらの結果は、嘔吐の原因が高用量のCBDである可能性を示唆しているが、患者は試験期間中に他の抗てんかん薬の服用も続けていたため、断定するのは困難である。CBDが（おそらくは高用量で）嘔吐を引き起こす、あるいは並行して行われている治療との相互作用によってそれが起きている可能性も考えられる。また、CBD製品が本当にCBDであり、それ以外の物質が混入していないかどうかも検証できない。無作為化臨床試験で報告されたCBD投与の副作用（12件の試験から参加者803人のデータを取得）のメタ分析では、CBDを投与された患者に、プラセボと比較して、悪心または嘔吐を経験する確率の有意な上昇は認められなかった（Chesney *et al.*, 2020）。

## CBDによる食欲および体重の調節

悪液質とは、HIV/AIDSやがんなどの慢性疾患にみられる消耗性症状の総称である。がん患者においては、食欲不振および栄養不良によって悪化する可能性がある。大麻およびカンナビノイドが食欲を刺激することを裏付けるデータは一貫しておらず、食欲刺激および体重増加に有効だったという研究もあれば、効果が認められないか、食欲が低下する場合さえあることを示した研究もある。

### *in vitro* 研究

ある研究では、摂食を制御する因子のレベルを調節するCBDの効果が検討されている。実験では、ラット視床下部下垂体-E22細胞株および単離された視床下部組織をCBD（1、10、100、1,000nM）に暴露させたところ、食欲減退効果を示唆するような形でこれらの食物摂取因子を変化させた（di Giacomo *et al.*, 2020）。これについてはさらなる研究が必要である。

### 前臨床研究

げっ歯類にCBDを投与すると、標準的なげっ歯類の餌や、ショ糖やサッカリンのような甘味溶液の摂取にさまざまな異なる影響を及ぼすことが示されている。実験結果の矛盾を解決するためには、さらなる研究が必要である。

食欲に対するCBDの影響に関する最も初期の論文（Sofia and Knobloch, 1976）では、CBDによって食欲が減退することが示された。著者らは、非絶食ラットに高用量のCBDを単回投与（50mg/kg、i.p.）すると、ラットの摂餌量および摂水量が減少することを示した。同様に、中用量のCBD（4.4mg/kg、p.o.）の単回投与はラットの摂餌量を減少させ、より低用量のCBD（0.044および0.44mg/kg、p.o.）は影響を及ぼさなかった（Farrimond, Whalley, and Williams, 2012）。さらに、CBDの反復投与（2.5および5mg/kg、i.p.、14日間）は、非絶食ラットにおいて、用量依存的に体重増加を減少させた（Ignatowska-Jankowska, Jankowski, and Swiergiel, 2011）。最後に、青年期（25～45日齢）にCBD（20mg/kg、i.p.）を一日2回投与すると、雌マウスの体重増加が抑制された（Kaplan *et al.*, 2021）。総じてこれらの研究は、CBDが、標準的な飼料にアクセスできるラット（およびおそらく雌マウス）の食欲を低下させる可能性を示唆している。

逆に、CBD投与による摂餌量への影響はなかったとの報告もある。CBD（1、10、20mg/kg、i.p.）は、絶食ラット、非絶食ラットいずれにおいても摂餌量を変化させなかった（Scopinho *et al.*, 2011）。同様に、CBD（10mg/kg、i.p.）は、非絶食マウスの摂餌量または摂水量に影響を及ぼさず（Riedel *et al.*, 2009）、絶食マウスでは、CBD（3、10、30、100mg/kg、i.p.）は摂餌量に影響を及ぼさなかった（Wiley *et al.*, 2005）。対照的に、高用量CBDの反復投与（30mg/kg、i.p.、14日間連続）は、糖尿病のラットの体重増加を促進させたが、用量が3および10mg/kg（i.p.、14日間連続）ではそれは起こらなかった（Chaves *et al.*, 2020）。こうしたさまざまな結果を総合すると食物摂取におけるCBDの役割は明らかではないが、概して、標準的な摂餌をするげっ歯類に対する食欲減退効果（または食欲に対する効果なし）が示唆されていると言える。糖尿病のような病態では、（低用量ではなく）高用量の

CBDの反復投与は体重増加を促進した。

さらに、げっ歯類が甘い溶液にアクセスできるようにすると、CBD（50mg/kg、i.p.）の単回投与によってショ糖をより好むようになったが、マウスはその分通常の餌を食べる量が減り、全体的な食欲は変わらなかった（Sofia and Knobloch, 1976）。反対に、低用量のCBD（2.5mg/kg、i.p.、14日間連続）はサッカリンに対するラットの嗜好度を変化させなかったが（O'Brien, Limebeer *et al.*, 2013）、高用量のCBDがこのような反応を変化させるかどうかは不明である。CBDの強力な酸性形であるCBDA（0.05～5mg/kg、p.o.）は、ラットの正常な摂食行動を変化させなかった（Brierley *et al.*, 2016）が、CBDA（0.01mg/kg、i.p. および p.o.）は、サッカリンに対する嗜好度を高めた（Solinas *et al.*, 2013; Rock *et al.*, 2016）。このことは、高用量のCBDが甘い溶液に対する嗜好度を高める可能性を示唆している。これらの結果は、CBDA（およびおそらく高用量のCBD）は、食欲を全般的に刺激するのではなく、甘くて嗜好性の高い食物の好みを特異的に刺激する可能性があることを示唆している。CBDがラットでみられるのと同様にヒトの甘い食物への嗜好度を促進するかどうかは、未だ明らかにされていない。

最近の研究では、健康なイヌにCBDオイルを経口投与し、体重と食物摂取量を評価した。この無作為化盲検プラセボ対照試験では、健康なイヌはCBD（1、2、4、12mg/kg；大麻抽出物から）またはプラセボ油製剤を一日1回、28日間経口摂取した（Vaughn, Paulionis, and Kulpa, 2021）。4週間の試験期間中、全群（プラセボ群の－0.7％を含む）で、平均すると軽度の体重減少が認められ、比較的体重が大きく減少したのは1mg/kg（－4.4％）、2mg/kg（－5.7％）、4mg/kg（－4.7％）群だった（12mg/kg群では－2.3％で、大きな減少はなかった）。これは摂餌量または日常活動量の変化による変化ではない。この体重減少がCBDによるものか、それともCBDを溶かした中鎖脂肪酸トリグリセリド（MCT）オイルによるものかは不明だが、著者らは、MCTがイヌの摂餌量の減少をもたらす（ヒマワリ油では減少しない）ことを明らかにしている（Vaughn, Kulpa, and Paulionis, 2020）。この無作為化プラセボ対照盲検並行試験では、CBDオイルとMCTオイルを摂取した健康なイヌにおける食物摂取量の減少が示されたが、体重は試験期間を通じて安定していた。このことは、イヌにおいて、CBDの用量とそれが混合されている溶媒が、体重減少と食欲を媒介する重要な因子であることを示唆する。また、この体重減少はCBD（とMCTオイル）を経口摂取した健康なイヌで起こったことで、すでに食欲または体重、あるいはその両方に影響が出ている病気のイヌでは、症状が悪化する可能性がある点に注意することが重要である。

## 臨床試験

大麻使用者から得られたデータは一般に、さまざまな疾患において食欲の増進および体重増加が促進されることを示唆しているが、全米科学アカデミーズの報告書(2017）では、大麻またはカンナビノイドががんに伴う悪液質の有効な治療法であるという結論を裏付ける、あるいは否定するに足るエビデンスはないことが示された。食欲の増進または体重増加がみられた例としては、大麻を喫煙するクローン病患者（THC 115mgとCBD 0.5%未満、一日2回、8週間；Naftali *et al.*, 2013）および経口大麻カプセル（THC 9.5mgとCBD 0.5mg、一日1回または2回、6か月間；Bar-Sela *et al.*, 2019）を投与された進行がん患者、大麻を喫煙するAIDS患者（Haney *et al.*, 2005, 2007）がある。

しかしながら、ナビロンおよびドロナビノールが、神経性無食欲（拒食症）、肺がん、HIV/AIDSおよびアルツハイマー病などの状態において食欲の改善または体重増加、あるいはその両方を促進することがわかっている（Turcott *et al.*, 2018; Andries *et al.*, 2014, 2015; DeJesus *et al.*, 2007; Wilson, Philpot, and Morley, 2007; Volicer *et al.*, 1997）ことから、食欲を刺激しているのはCBDよりもTHCである可能性があることが指摘されている。ドロナビノールは、HIV消耗性症候群の治療薬として米国食品医薬品局に承認されている。また実際に、THC含有量が高い大麻品種の方が食欲が刺激されたと報告する患者が多かった（Brunt *et al.*, 2014）。車の鍵のように食欲と無関係な絵ではなく、食べ物の絵を見せられた場合、大麻を吸って陶酔状態にある者のうち高CBDの品種を吸った者は、高THCの品種を吸った者よりも食べ物の絵への関心度が低かった（Morgan, Freeman *et al.*, 2010）。ナビキシモルスの投与による食欲増進または体重増加の改善は、慢性疼痛（Ueberall, Essner, and Mueller-Schwefe, 2019）、大麻の離脱症状（Allsop *et al.*, 2014）、およびハンチントン病（Saft *et al.*, 2018）の患者でも報告されている。緩和ケア患者を対象とした小規模（n=21）2群間比較前向きオープンラベル増量パイロット試験では、CBDオイル（100mg/mL、経口投与、用量範囲50～600mg/day）または

THC オイル（10mg/mL、経口投与、用量範囲 2.5 ～ 30mg/day）が投与され、全般的な食欲の改善が報告されたが、この改善が THC 群または CBD 群でより多くみられるかどうかは識別されなかった（Good *et al.*, 2020）。フロリダ州の外来緩和ケア患者を対象とした調査では、THC 製剤を使用した患者の 50%、CBD 製剤を使用した患者の 29% が食欲の改善を報告した（Highet *et al.*, 2020）。

少数の研究が、CBD が実際には患者の食欲を減退させるという可能性を示唆している。ランダム化臨床試験における CBD 投与に伴う副作用を検証した最近のメタ分析（12 件の試験から参加者 803 人のデータを取得）では、食欲減退が起こる確率は CBD 群の方がプラセボ群よりも 3.5 倍高いことが示唆されている（Chesney *et al.*, 2020）。この副作用は、ドラベ症候群およびレノックス・ガストー症候群の患者に CBD を投与した場合に最も頻繁に報告されており、より高用量で食欲が低下する用量依存型である可能性がある（Devinsky, Patel, Cross, Villanueva, Wirrell, Privitera, Greenwood, Roberts, Checketts, VanLandingham, and Zuberi, 2018）。これが CBD そのものによる影響であるか、CBD と、これらの患者が試験中にも服用している他の抗てんかん薬との相互作用によるものであるかを確認することは困難である。この潜在的な副作用は、医師が CBD 用量を決定する際に考慮すべきである。

## カンナビノイド悪阻症候群（CHS）と CBD による緩和の可能性

カンナビノイド悪阻症候群は、大麻、特に THC 含有量の高い大麻の長期使用と関連しており、腹痛を伴う悪心および嘔吐が周期的に起きるのが特徴である（Allen *et al.*, 2004）。優れたレビュー論文（DeVuono and Parker, 2020）を参照されたい。代表的な制吐薬はこれらの患者には効果がないが（Richards, 2017）、カプサイシンクリーム（トウガラシに含まれる辛みのある化学物質）を腹部に塗ること（Dezieck *et al.*, 2017）、および熱いシャワーを浴びる（Wallace, Martin, and Park, 2007）と症状を軽減できる。こうした処置はいずれも TRPV1 受容体を活性化させるので、TRPV1 受容体の調節不全がこの症候群に寄与する因子の一つである可能性がある（Rudd *et al.*, 2015; Richards, 2017）。CBD もまた TRPV1 を活性化する（De Petrocellis *et al.*, 2012）ため、カンナビノイド悪阻症候群の治療に役立つ、あるいは、

CBD含有量が高い（したがってTHC含有量が低い）大麻品種を喫煙することでカンナビノイド悪阻症候群を予防できると考えられる。実際にげっ歯類モデルにおいて、CBDの投与はTHC誘発性悪心に有効であった（DeVuono *et al.*, 2020）。28人のカンナビノイド悪阻症候群患者を対象とした最近の研究では、カンナビノイドの代謝に関連する神経伝達物質、エンドカンナビノイド系、およびシトクロムP450複合体に影響を及ぼす遺伝子の突然変異が明らかにされた（Russo *et al.*, 2021）。非常に予備的な段階ではあるが、これらの潜在的な遺伝子突然変異は、この症候群を発症しやすい人を同定するための兆候として使える可能性がある。高用量の大麻使用がもたらす結果、およびCBDがこの症候群に果たす役割を理解するためには、さらなる研究が必要である。

## 結論

嘔吐と悪心、特に悪心は、がん患者において上手く管理ができていない症状である。食欲不振もまた、こうした患者の健康にとって重要な因子である。従来の制吐薬は5-HT受容体の信号伝達を減少させることによって作用を発揮し、*in vitro*および*in vivo*研究では、CBD（およびCBDAとHU-580）もまた5-$HT_{1A}$受容体に作用して悪心と嘔吐を抑える可能性が示唆されている。

動物モデルでは、CBDのスンクスにおける制吐作用は治療域が狭く、低用量から中用量では嘔吐が減少するが、高用量では毒素誘発性嘔吐が増加するようである。このことは、毒素誘発性嘔吐の治療には低用量のCBDの使用が有効であることを示唆している可能性がある。ラットにおいては、CBDは急性悪心（広範囲の用量で効果があり、高用量でも悪心を悪化させない）および予測性悪心を軽減する。CBDAおよびHU-580は、ラットの急性および予測性悪心を強力に減少させる。前臨床エビデンスはまた、低用量のCBD（およびCBDAとHU-580）を他の制吐薬と併用すると、急性および予測性の悪心を相乗的に減少させることを示している。制吐剤は低用量の方が副作用を起こす可能性が低いため、これは重要な治療上の利点であると考えられる。この動物モデルでは、CBDを繰り返し投与しても抗悪心および制吐作用に対する耐性は生じないと思われる。

ヒトを対象とした臨床試験では、THCおよびその類似体が化学療法誘発性の悪心および嘔吐を減少させることが示されているが、CBD の効果については、化学療法および放射線療法を受けた患者2人に対する効果を評価した1件の症例報告があるのみである。この報告では好ましい抗悪心作用がみられた。ただし無作為化プラセボ対照試験は行われておらず、この結果は慎重に解釈しなければならない。

食欲および体重に対する CBD の影響についてはばらつきがある。*in vitro* 研究の結果は、CBD は食欲減退の方向に食物摂取因子を調節することが示唆され、動物実験の結果からは、標準的なラット用の餌を摂取しているラットにおいて CBD が食欲を減退させる（または何ら作用しない）可能性が示唆される。しかし、ラットが甘い溶液にアクセスできる状況では CBD によって嗜好度が高まる可能性があり、CBD は、食欲に対する全般的な効果ではなく甘い溶液に対する特定の嗜好度を高めるようである。また、CBD が健康なイヌの摂餌量および体重に及ぼす影響は、CBD を溶解させたオイル自体がこれらのパラメータに影響を及ぼす可能性があるため、解釈が困難である。これらの結果を明確にするにはさらなる研究が必要である。

ヒトにおいては、大麻の摂取は食欲刺激および体重増加に結びついているが、この作用は CBD ではなく THC によって媒介される可能性が高い。むしろ CBD は食欲減退という副作用を引き起こす可能性があるが、このことはドラベ症候群およびレノックス・ガストー症候群患者で報告されており、高用量 CBD の摂取が原因である可能性がある。最後に、高 THC の大麻の慢性使用者における悪心および嘔吐の周期的エピソードを特徴とするカンナビノイド悪阻症候群は、ホットシャワーやカプサイシンクリームによって改善される。これらは TRPV1 受容体を活性化させる治療法であり、CBD もまた TRPV1 受容体を活性化するため、CBD がこの厄介な症候群の治療法となり得るかどうかをさらに研究すべきである。あるいは、CBD 含有量の高い大麻品種を摂取することで、その発生を予防できる可能性がある。今後の研究では、CBD が化学療法誘発性の悪心および嘔吐、食欲、カンナビノイド悪阻症候群の治療に果たし得る役割を評価すべきである。

化学療法に伴う症状に対するカンナビノイドの効果を調べる臨床試験がいくつか実施されている。現在登録されている臨床試験（NCT03984214）では、膵がん患者における化学療法誘発性の症状（食欲増進、悪心・嘔吐など）の改善に対するドロナビノールの有効性が評価されている。さらに、2件の登録臨床試験

（NCT03664141およびNCT04001010）では、末期腎疾患患者の食欲に対する大麻オイル（開始用量：CBD 1.2mg + THC 1.2mg）の効果、または進行がん患者の体重増加および生活の質に対する合成THC + CBD吸入の効果が評価されている。British Columbia Cancer AgencyのPippa Hawleyによる無作為化二重盲検プラセボ対照研究（NCT03948074）では、悪心、疼痛、不安、睡眠障害を含むがん症状の管理のための大麻草抽出オイル（高THC／低CBD、低THC／高CBD、等量のTHC/CBD）を使用する。また、コペンハーゲン大学のJens Rikardt Andersenによる臨床試験（NCT04585841）では、化学療法中の除脂肪体重に対するCBDの作用、ならびに悪心および嘔吐の管理をモニタリングする予定である。これらの重要な臨床試験は、がん治療に伴う症状の管理におけるCBDの効果について、より多くの情報を提供するであろう。

# 7
# 痛みと炎症

痛みを感じる能力は、ときには非常に望ましくないと思われるかもしれないが、実際には、それは我々の生存を保護するために不可欠なものである。疼痛と炎症は、怪我をしたときの身体の自然な反応であり、身体を危害やさらなる損傷から護るのに役立つ。疼痛は、サイトカイン—インターロイキン（IL）、腫瘍壊死因子$\alpha$（TNF-$\alpha$）、インターフェロン$\gamma$（IFN-$\gamma$）などの炎症誘発物質が活性化されることで免疫応答が高まり、炎症を促進することによって起こることがある。これらの炎症性サイトカインの過剰かつ慢性的な産生は、炎症性疾患の発症の一因となる（炎症および炎症性疾患を含む免疫系におけるCBDの作用については第5章を参照のこと）。

疼痛および炎症は、たとえば急性か慢性かなど、さまざまな分類の仕方がある。急性の疼痛や炎症は、手術、外傷（骨折や切り傷など）、筋肉の挫傷などによって起こる。数週間から数か月間続くこともあるが、根本原因に治療が施されたり治癒すれば終わる。対照的に、慢性疼痛および炎症はしつこく、少なくとも3か月間以上続き、正常な組織治癒の期間を過ぎても継続する。

疼痛および炎症は、侵害受容性と神経障害性に分類することもできる。侵害受容性疼痛および炎症は、組織の損傷・損害（たとえば足首を捻挫したり、車のドアに指を挟んだり）の結果として起こり、一方、神経障害性疼痛および炎症は、神経の損傷または疾患の結果として起こる。たとえば、帯状疱疹に罹った後や、坐骨神経や脊髄の損傷後に神経障害性の痛みが生じる。神経障害性疼痛の患者はしばしば、アロディニア（通常は疼痛を誘発しない刺激による疼痛）および痛覚過敏（通常はより軽度の疼痛を誘発するような刺激による過剰な痛み）などの症状を経験する。

疼痛と炎症の治療に主に使われる薬剤は、アセトアミノフェン（タイレノール）、非ステロイド性抗炎症薬（アスピリン、イブプロフェンなど）、オピオイドの3種類である。非ステロイド性抗炎症薬は炎症を抑えることで痛みを抑え、オピオイドは痛みのシグナルが脳に到達するのを遮断することで痛みを抑える。これらの薬はそれぞれ異なる副作用を伴い、効果の程度もさまざまである。オピオイドは最も強力な鎮痛作用を示すが、依存性があるため、オピオイドに代わる薬の開発が必要である。と同時に、オピオイドの鎮痛作用を高める（オピオイド節減効果として知られる）ことができる薬物を同定し、より低用量のオピオイドで患者に同様の鎮痛作用をもたらすことができるようにすることも重要である。

医療用大麻、あるいはCBDのような特定のカンナビノイドが、鎮痛薬としてオピオイドに取って代わる、あるいはオピオイド節約剤として作用するかどうかの解明には大きな関心が寄せられている。CBDはいくつかのシトクロムP450（CYP）アイソザイムを阻害するため、他剤との併用に際しては注意する必要があることが示されている（Balachandran, Elsohly, and Hill, 2021）。慢性疼痛の管理においては、典型的な鎮痛薬がP450アイソザイムであるCYP2D6およびCYP3A4によって代謝されるため、このことは特に重要であろう。CBDはCYP2D6およびCYP3A4を阻害するため、通常これらのアイソザイムによって代謝される薬物の体内濃度を上昇させる可能性がある。実際に*in vitro*研究では、CBDはオピエートであるヘロインの分解を阻害し（Qian, Gilliland, and Markowitz, 2020）、CBDと併用すると体内のヘロイン濃度が高くなりかねない。このことは、体内のオピオイド濃度を増大させることによってCBDがオピオイド節減効果をもたらす可能性の生物学的根拠を示している。ただしこの結果は、健康な被験者17人を対象にフェンタニルの静脈内投与と併用したCBD（400または800mg、経口カプセル）の安全性および薬物動態を検討した二重盲検プラセボ対照クロスオーバー試験（Manini *et al.*, 2015）では裏付けられなかった。CBDの忍容性は良好であったが、フェンタニルと併用することによる薬物動態の有意な変化は認められなかった。なお、呼吸抑制、心血管系障害等の重篤な副作用は1例も認められなかった。13歳のがんおよび慢性疼痛患者の症例報告では、CBDの投与により血中メサドン濃度が上昇した可能性が示唆されている。メサドンとCBD製剤を併用している別の患者は、眠気と疲労感を主治医に訴え、血中メサドン濃度は271ng/mLであった（Madden, Tanco, and Bruera, 2020）。CBDの使用を中止すると、血中メサドン濃度は125ng/mLに低下し、眠気と疲労感は減少した。CBDとオピエートに相互作用の可能性があることは臨床的に重要であり、さらなる研究が必要である。本章では、まずCBDの疼痛に対する効果を検討した前臨床研究を検証し、CBDの疼痛緩和効果の可能性を明らかにするために開始された数少ない臨床試験について考察する。

## CBDと疼痛——前臨床研究

治療薬となる可能性がある化合物の効果を評価するためには疼痛の動物モデルが使われ、その反応としての行動が指標として用いられる。ただしこれらのモデルは疼痛患者に適用するには限界がある。たとえば、疼痛患者の背景にはばらつきがあるのとは対照的に、使用するげっ歯類の系統は遺伝的に酷似しており、しばしば雄のみを用いているが、これは疼痛患者の集団の実情を反映していない。その他の問題には、若齢の健康な個体に依存し、投与と試験期間が短期間であるため、病期の後期ではなく早期を反映していることが挙げられる。

### CBDと急性痛モデル

げっ歯類では通常、熱（尾または足に）または圧力（足に）などの刺激を与えて急性痛を評価する。ホットプレート試験またはテールフリック試験では、熱に反応して足または尾を引っ込めるまでの潜時を測定する。足を引っ込めるまでに必要な圧力は、徐々に与える圧力を上昇させてその反応を測る（ランダルセリット試験またはフォンフライ試験）。ある化合物が、逃避行動が起きるまでの潜時を増大させたり（動物が痛みを感知するまでに時間がかかる)、必要な圧力を増大させたり（より大きな圧力を痛み刺激として感知する）した場合、この化合物は鎮痛作用を有すると考えられる。

マウスおよびラットにおけるCBDの全身または経口投与は、急性痛の熱およびpaw pressure試験において鎮痛効果を示さない（Sofia, Vassar, and Knobloch, 1975; Karniol and Carlini, 1973; Varvel *et al.*, 2006; Britch *et al.*, 2017; Chesher *et al.*, 1973; Silva *et al.*, 2017）が、CBDはこれらのモデルのいくつかにおいて、THC（Varvel *et al.*, 2006; Britch *et al.*, 2017）またはモルヒネ（Neelakantan *et al.*, 2015）の鎮痛効果を増強した。THC誘導性の鎮痛作用をCBDがこのように増強するのには、血中THC濃度の上昇が伴い、これはCBDにTHCの代謝を阻害する力があ

るからと思われる（Varvel *et al.,* 2006; Britch *et al.,* 2017）。対照的に、CBDを反復投与（10mg/kg、i.p.、一日2回、4日間）すると、paw pressure試験およびテールフリック試験におけるTHCの抗侵害受容作用をむしろ減少させたが、CBDとTHCを投与したラットでは血中THC濃度が高かった（Greene *et al.,* 2018）。つまり、THCとCBDを反復投与したことによって血中THC濃度が持続的に高まったことが、エンドカンナビノイド系の調節不全をもたらし、最終的に鎮痛作用を減少させる可能性が考えられる。

ある研究では、急性痛を測るホットプレート試験を用いて、ラットにおける局所用CBDクリーム（5%）に抗侵害受容作用があることを実証している（Yimam *et al.,* 2021）。CBDクリームで処置したラットでは、溶媒と比較して、足を引っ込めるまでの潜時が38.4%延長され、疼痛軽減効果が示された。一方、5%のイブプロフェンでは22.4%延長された。最後に、腹外側中脳水道周囲灰白質（侵害受容の調節に関与する脳領域）に直接注入すると、CBD（1.5および3 nMの場合）はテールフリック反応までの潜時を延長させ、鎮痛作用を示した（Maione *et al.,* 2011）。ただしCBD濃度が6 nMの場合はこれは起こらなかった。CB1受容体拮抗薬がこの作用を阻害したことから、ここにはCB1受容体が関与していることが示唆される（Maione *et al.,* 2011）。このCB1受容体の関与は、CBDによる直接的な活性化によるものではなく、FAAHの阻害というCBDの既知の能力によると考えられ（De Petrocellis, 2012）、それによってCB1受容体を活性化するアナンダミド（およびその他の脂肪酸アミド）の濃度が上昇するためである。ただし最近の研究結果は、CBDがヒト細胞においてはFAAHを阻害しないという可能性を示唆している（Criscuolo *et al.,* 2020）。CBDの鎮痛作用はまた、5-$HT_{1A}$受容体拮抗薬WAY100635によっても阻害されたことから、5-$HT_{1A}$受容体の関与も示唆されている（Maione *et al.,* 2011）。対照的に、血液脳関門を回避して脳全体に分布させるため、脳室内注入（i.c.v.）により脳室内の脳脊髄液に直接CBDを投与すると、CBD（3nmol、i.c.v.）はテールフリック試験において鎮痛作用を示さなかったが、モルヒネ（6nmol、i.c.v.）と併用すると、CBDはモルヒネの鎮痛作用を増強した（Rodriguez-Munoz *et al.,* 2018）。これらの結果を総合すると、CBDの全身注射は急性痛モデルにおいてそれ単独では効果がないが、THCまたはモルヒネと併用すると、それらの鎮痛効果を増強する可能性があることが示されている。ただしこの有益な効果は反復投与によって減弱する可能性がある。腹外側中脳水道周囲灰白質（痛覚抑制作用に関与する脳領域）に局所的または直接的に投与した場合、CBDは鎮痛作用を示す可能性があり、このことは、全身投与した場合に鎮痛作用を示さないのは、急性鎮痛作用を発揮するのに十分な量のCBDが疼痛知覚にとって極めて重要な脳領域に到達していないためである可能性を示唆している。

動物の急性痛モデルにおけるCBD類似体の効果を評価した研究は2件ある。CBDの(+)-エナンチオマーの類似体は、CB1受容体作動薬によって誘発される典型的な精神活性作用を生じることなく、ホットプレート試験において疼痛を減少させた（Fride *et al.*, 2004）。また、フッ素化CBD類似体（HUF-101）は、ホットプレート試験において疼痛を強力に軽減した（Silva *et al.*, 2017）。CB1受容体拮抗薬とCB2受容体拮抗薬は、ともにホットプレート試験でHUF-101の鎮痛効果を阻害した（Silva *et al.*, 2017）。さらに、HUF-101は、CB1拮抗薬によって誘導される典型的な精神活性作用を生じなかった（Silva *et al.*, 2017）。これらの結果は、このモデルにおけるHUF-101の作用は複雑で、CB1とCB2受容体の両方が関与している可能性を示唆する。実際、これらの受容体におけるCBDの作用は複雑である。CBDは、エンドカンナビノイド・トーンを高めることでCB2受容体の間接型作動薬として作用したり、CB2受容体の部分作動薬としても（Tham *et al.*, 2019）、CB1およびCB2受容体のネガティブ・アロステリックモジュレーターとしても（Martinez-Pinilla *et al.*, 2017）作用したりする。CBDとCB2受容体との相互作用をさらに複雑にしているのは、部分作動薬としての活性が、関心領域の受容体の発現量と密度、ならびにエンドカンナビノイド・トーンに依存していることである（Mlost, Bryk, and Starowicz, 2020）（疼痛モデルにおけるCBDの作用を媒介するさまざまな作用機序の詳細については当該論文を参照のこと）。これらの結果は、CBDおよびこれらのCBD類似体が、陶酔作用を伴わずに急性痛に鎮痛作用をもたらす有望な化合物である可能性を示唆している。

## CBDと、酢酸、ホルマリン、またはフェニルベンゾキノンが誘発する疼痛、および急性炎症

短期的あるいは急性の炎症を引き起こす化学物質（たとえばホルマリン）の塗布または注射を取り入れた動物モデルも、疼痛の評価に用いることができる。これら

のモデルでは、毒素を足に注射し、足を上げたり足をなめたりするのに費やす時間の長さが、自発的な疼痛行動の尺度として用いられ、鎮痛作用のある化合物はこの行動を減少させる。毒素を腹腔内に注射した場合は悶えて身体を伸ばす行動（ライジング）が測定され、鎮痛作用のある化合物はこの行動を減少させる。

一般に、ホルマリンまたは酢酸が誘発する急性痛を模した実験では、マウスおよびラットにCBDを全身または経口投与しても鎮痛効果はない（Sofia, Vassar, and Knobloch, 1975; Finn *et al.*, 2004; Welburn *et al.*, 1976; Booker *et al.*, 2009; Yimam *et al.*, 2021）が、いくつかの研究では、CBD（30および90mg/kg、i.p.、または10mg/kg、経口投与、または5.6および56mg/kg、i.p.）がマウスにおける酢酸（Silva *et al.*, 2017; Foss *et al.*, 2021）またはフェニルベンゾキノン（Formukong, Evans, and Evans, 1988）による腹部のライジングを減少させることが示されたが、後者で誘発された疼痛が前者と比べて軽度であったためにCBDによって抑えることができた可能性がある。さらに、CBDの(+)-エナンチオマーの類似体、フッ素化CBD（HUF-101）およびCBD類似体KLS-13019は、ホルマリン実験（Fride *et al.*, 2004）または酢酸実験（Silva *et al.*, 2017; Foss *et al.*, 2021）で疼痛を軽減した。総合すると、これらの研究は、短期疼痛および急性炎症モデルにおけるCBDの有効性に関しては結果がばらばらである。CBDの効果がないのは、いくつかのモデルでは痛みの程度があまりにも激しすぎるためである可能性もある。

## CBDと神経障害性疼痛モデル

慢性疼痛で多いのは、神経損傷に伴う神経障害性疼痛である。痛みを異常に強く感じ、通常の刺激に対する感受性の亢進（痛覚過敏）や、通常は痛みを引き起こさないような刺激を痛いと感じる異痛症（アロディニア）といった形がある。原因となる刺激には、機械的刺激（皮膚に物体が触れる）と温度刺激（熱または寒冷刺激）がある。痛みの感受性が高まると、刺激に反応して足を引っ込めるまでの潜時が短くなったり、足を持ち上げたりなめたりすることが多くなる。鎮痛薬はこの増強された疼痛感受性を低下させ、その結果、足を引っ込めるまでの潜時が長くなる（または足を持ち上げたり足をなめたりする回数が少なくなる）。

神経障害性疼痛の最初の動物モデルは、坐骨神経の絞扼性神経損傷であり、坐骨神経を縫合糸で軽く結紮して血流を阻害し、後肢の疼痛感受性を増大させたものだった。その後、抗がん剤などの毒性物質の投与を用いた神経障害性疼痛の動物モデルが開発された。さらに、やはり痛覚過敏やアロディニアを引き起こす脊髄損傷の痛みを模したモデルがいくつか開発されている。糖尿病性神経障害に伴う疼痛をはじめ､疾患に伴う末梢神経障害性疼痛の動物モデルも開発されている。ここでは、これらの各神経障害性疼痛モデルのそれぞれにおけるCBDの効果についてのエビデンスを検証する。

## 坐骨神経の慢性または部分的収縮損傷による神経障害性疼痛

神経障害性疼痛に関する動物実験の大半は、坐骨神経の外傷性損傷モデルを用いている。神経障害性疼痛の絞扼性神経損傷モデルにおいて、CBD（30mg/kg、s.c.、および100mg/kg、経口投与）の単回投与は、機械的刺激または寒冷刺激に対する痛覚過敏を低下させた（Casey, Atwal, and Vaughan, 2017; Mitchell *et al.*, 2021）。同様に、慢性または部分的収縮手術後の反復投与により、CBD（2.5～20mg/kg、7日間、経口投与；5mg/kg、s.c.、7日間；ゼラチン1mg/15mL、3週間）は、温度刺激および機械的刺激に対する疼痛感受性を低下させた（De Gregorio *et al.*, 2019; Comelli *et al.*, 2008; Costa *et al.*, 2007; Abraham *et al.*, 2019）。CBDの効果は、選択的TRPV1拮抗薬によって完全に阻害されたが、CB1およびCB2受容体拮抗薬では阻害されなかった（Comelli *et al.*, 2008; Costa *et al.*, 2007; De Gregorio *et al.*, 2019）。これらの結果は、CBDによるTRPV1の活性化が受容体の脱感作を導き、最終的に神経障害性疼痛の症状を軽減させる可能性を示唆している。

ポリエチレンカフによる狭窄を用いた部分的坐骨病変モデルに変更を加えると、持続時間がより短い坐骨神経損傷モデルができる。このモデルを使って、CBD（約0.4mg/kg、経口投与、術後24時間から14日間）、またはメチルエステル型CBDAであるHU-580（1μg/kg､i.p.､術後24時間から14日間）を投与したところ､雄ラットでは熱痛覚過敏が低下したが、雌ラットでは効果がなかった（Zhu *et al.*, 2020; Linher-Melville *et al.*, 2020）。これらの結果は、坐骨神経損傷による神経障害性疼痛において雌雄のげっ歯類モデル、ならびに他の疼痛モデルにおけるCBDとCBDAの作用を比較する必要性を浮き彫りにしている。これらの初期所見は、女性の疼痛緩和にはより高用量のCBDA（そしておそらくCBD）が必要であることを示しているのかもしれない。

### 化学療法誘発性の神経障害性疼痛

抗がん剤は末梢神経を損傷して疼痛および不快感を引き起こすことがあり、しばしば患者が治療期間中に有効な抗がん剤の用量を摂れない原因となる。この損傷は痛覚過敏とアロディニアを引き起こす。動物に投与すると、抗がん剤はやはり疼痛感受性を増強し、化学療法誘発性の神経障害性疼痛の治療および予防の研究が可能となる。

卵巣がんや乳がんのほか、さまざまながんの治療に用いられるパクリタキセルは、ラットにも疼痛感受性の増強をもたらす。CBD（1～20mg/kg、i.p.、最長14日間）は、マウスにおいて、パクリタキセル誘発性の、冷刺激または機械的刺激に対する疼痛感受性の増強を予防し（Ward *et al.*, 2011, 2014; King *et al.*, 2017）、この効果は5-HT$_{1A}$受容体拮抗薬によって阻害されたが、CB1またはCB2受容体拮抗薬には阻害されなかった（Ward *et al.*, 2014）。興味深いことに、無効量である非常な低用量のCBD（0.3mg/kg、4日間）と無効量の低用量THC（0.3mg/kg、4日間）を併用した場合、この2つは相乗的に作用し、パクリタキセルが引き起こす、機械的刺激に対するアロディニアを防止した（King *et al.*, 2017）。CBDよりも優れたバイオアベイラビリティを示すCBDの構造類似体、KLS-13019（2.5mg/kg、i.p.または経口投与、4日間）は、パクリタキセル誘発性の機械的刺激に対するアロディニアを（CBDと同様に）予防する（Foss *et al.*, 2021）。さらに、CBDはすでに起こっている末梢神経障害を回復はさせなかったが、KLS-13019（2.5mg/kg、i.p.、経口投与、3日間）は回復させた（Foss *et al.*, 2021）。したがって、CBDは（単独投与または非常に低用量のTHCと同時投与すると）5-HT$_{1A}$受容体への作用によりパクリタキセル誘発性の疼痛感受性増大を予防するのに有効である可能性がある。CBDの構造類似体であるKLS-13019も、この動物モデルにおいて、末梢神経障害を予防し、回復させる可能性がある。

卵巣がんおよび大腸がんの治療には、シスプラチンおよびオキサリプラチンを含む、プラチナ製剤の抗がん剤が一般的に使用されている。これらの薬剤は機械的刺激に対するアロディニアを引き起こし、それが10年以上続くこともある（Strumberg *et al.*, 2002）。CBD（10mg/kg、i.p.）は、オキサリプラチン誘発性の機械的アロディニアを予防し（King *et al.*, 2017）、ごく低用量（無効量）の THC（0.16mg/kg、i.p.）と CBD（0.16mg/kg、i.p.）を併用した場合、相乗的に作用して、オキサリプラチン誘発性の機械的アロディニアを予防した（King *et al.*, 2017）。別の研究では、CBD（2mg/kg、i.p.）はシスプラチン誘発性の機械的アロディニアを減弱はさせたが予防はしなかった（Harris *et al.*, 2016）。

シスプラチンは、神経障害性疼痛を引き起こすだけでなく、腎障害を引き起こす場合があるが、シスプラチン誘発腎症のマウスモデルにおいて、シスプラチンに先立って投与した場合、CBD（10mg/kg、i.p.）は炎症および腎障害を軽減させた（Pan *et al.*, 2009）。腎毒性のマーカーのいくつかも CBD を投与した個体では低下し、シスプラチンの副作用に対する CBD の有益な効果が示された。

白血病やリンパ腫の治療に一般的に用いられるビンクリスチンは、機械的刺激に対する強い疼痛感受性を引き起こす。CBD（1.25 ～ 10.0mg/kg、i.p.、7 日間）の投与は、マウスにおいて、ビンクリスチン誘発性の機械的痛覚過敏の予防には効果がなかった（King *et al.*, 2017）。CBD の効果が認められなかったのは、試験に用いた CBD の用量が最適以下であったこと、またはこれらのマウスに発現した痛みの程度があまりにも激しすぎたためである可能性がある。要約すると、CBD による補助治療は、動物モデルにおいて、化学療法に伴う神経障害性疼痛の予防または軽減に有効であると考えられる。CBD がこれらの治療に伴う疼痛を予防または軽減することができるとすれば、がん患者はこれらの抗がん剤の至適投与量に耐えられるようになり、がんからの回復の見通しが促進される可能性がある。

## 脊髄損傷による神経障害性疼痛

脊髄の損傷は感覚信号の伝達に影響を与え、アロディニア、痛覚過敏、自発痛などの症状を伴う神経障害性疼痛の発症を引き起こす。脊髄損傷患者のうち神経障害性疼痛を経験する者は 45% に及び、損傷後 3 か月以内に発症することが多い（Norrbrink Budh *et al.*, 2003）。治療にはしばしば抗てんかん薬、抗うつ薬、オピオイドなどが使われるが、これらの薬剤の中には有害な副作用を持つものもある。

CBD（1.5mg/kg、i.p.、10 週間）は、脊髄損傷後の、熱痛覚過敏を減弱させた（Li *et al.*, 2018）。さらに、CBD の投与は炎症性サイトカインの減少を伴っており、CBD の抗炎症作用が示されている（Li *et al.*, 2018）。CBD 投与はまた、免疫応答の活性化に関与し、T 細胞の分化と浸潤を促す抗炎症サイトカインとケモカインの減少、およびそれに伴う T 細胞の脊髄損傷部位へ浸潤の減少とも関連していた（Li *et al.*, 2018）。CBD の投与は熱痛覚過敏の発症を減らし、炎症および病理学的免疫応答を防止したことから、脊髄損傷に伴う神経障害性疼痛の補助治療の候補となり得る可能性がある。

### 糖尿病性神経障害性疼痛

糖尿病性神経障害性疼痛は、手足に感じるチクチク感、灼熱感、鋭い、刺すような感覚が特徴である。痛みは持続的で、痛みの感受性が高まる。抗けいれん薬や抗うつ薬などの薬理学的治療は症状を緩和させるが、多くの患者にとっては満足のいくものではない。マウスにストレプトゾトシンを注射すると糖尿病が誘発される。ストレプトゾトシンはインスリンを分泌する膵島細胞を殺し、1 週間以内に糖尿病が発症する。糖尿病マウスは、ストレプトゾトシン注射後 3 か月以内に熱痛覚過敏を発症する。

糖尿病誘発の 1 週間後から CBD を投与（1 および 2mg/kg、鼻腔内投与、または 20mg/kg、i.p.、3 か月間）したところ、熱および機械的痛覚過敏の発現が抑制された（Toth *et al.*, 2010）。それどころか、CBD の鎮痛効果は、CBD 投与を中止しても 2 か月後の再評価まで維持されていた。CBD の投与はまた、糖尿病の分子指標の発現を防止した（Toth *et al.*, 2010）。しかし、この神経障害性疼痛がすでに確立されているマウスに CBD を投与しても、熱痛覚過敏と接触性アロディニアの軽減には効果がなかった（Toth *et al.*, 2010）。これらの初期の研究結果は、CBD が糖尿病の初期段階で投与された場合、マウスにおける糖尿病性の神経障害性疼痛の発症の予防に有効である可能性を示唆した。

最近では、Jesus らが、ストレプトゾトシン誘発糖尿病のラットモデルを用いて、糖尿病誘発から 28 日後に CBD（0.3 または 3mg/kg、i.p.）を投与すると機械的痛覚過敏が減少することを示した（Jesus *et al.*, 2019）。この作用は $5\text{-HT}_{1A}$ 受容体拮抗薬によって遮断されたが、CB1 または CB2 受容体拮抗薬では遮断されなかった。糖尿病の誘発から 14 日後に CBD の投与を開始し、反復投与（0.3 または 3mg/kg、i.p.、14 日間）すると、糖尿病ラットにおいて機械的痛覚過敏が持続的に軽減された（Jesus *et al.*, 2019）。これらのラットの脊髄のセロトニンレベルを分析した結果、

CBD（0.3mg/kg、i.p.、14日間）が、低下した脊髄セロトニンレベルを回復させたことがわかった。これらの結果をまとめると、CBDが糖尿病に伴う神経障害性疼痛の治療に有効であり、その効果はセロトニン作動系によって媒介される可能性があることが示唆される。CBDの効果の違いは種差によるものである可能性がある。マウスでは、CBDは疾患進行の初期段階で投与した場合にのみ神経障害性疼痛の緩和に有効であるようだが、ラットでは、CBDが奏効するための投薬開始時期の幅がより広い可能性がある。

### CBDと術後疼痛

ラットの足を外科的に切開すると、数日間持続する、確実かつ定量可能な機械的痛覚過敏が生じ、術後疼痛のげっ歯類モデルができる。このモデルを用いて、CBDの全身投与（3および10mg/kg、i.p.）または吻側前帯状皮質（疼痛の処理に関与する脳領域）への注射（40nmol）を切開の24時間後に行ったところ、機械的痛覚過敏を低下させた（Genaro *et al.*, 2017）。このことから、CBDは本動物モデルの術後疼痛を軽減する可能性があり、この種の疼痛に関与する脳部位として吻側前帯状皮質が重要である可能性が示唆された。

## CBDと炎症性疼痛モデル

炎症性疼痛の動物モデルでは、皮膚、足、筋肉、関節、および内臓にさまざまな刺激物を注射して急性炎症性疼痛を誘発する。これらのモデルは、注射部位に炎症を引き起こし、疼痛感受性を増強させ、CBDのような潜在的な鎮痛／抗炎症化合物のスクリーニングに役立っている。

### カラゲニン誘発炎症性疼痛

一般的に使用される炎症性刺激物質であるカラゲニンは、通常、2週間で慢性炎症に移行する急性炎症を起こすために足に注射される。カラゲニン注射はまた、注射部位の温熱性および機械的刺激に対する感受性を増大させる。このモデルは、炎症性疼痛を理解するために使用され、その症状はおそらく、捻挫や挫傷のような組織損傷に類似している。

CBDの単回投与（10、20、40mg/kg、カラゲニンの1時間後に投与）によって、カラゲニンの2～6時間後に測定したラットの機械的痛覚過敏が低下し、足の腫れ（浮腫）も軽減した（Yimam *et al.*, 2021）。さらに、40mg/kgのCBDを経口投与したラットでは、100mg/kgのイブプロフェンを投与した場合と同等の疼痛感受性および炎症の減少がみられた。カラゲニンによる炎症発症後、CBDを毎日投与した場合、低用量（5および7.5mg/kg、p.o.、3日間）ではラットの熱痛覚過敏が軽減し、高用量（10、20、40mg/kg、p.o.、3日間；10mg/kg、単回経口投与）では消失した（Costa, Colleoni *et al.*, 2004; Costa, Giagnoni *et al.*, 2004）。CBD（7.5～40mg/kg、p.o.）はまた、足の腫れを1回の投与で軽減させた（Costa, Colleoni *et al.*, 2004）。CBD（10mg/kg、p.o.）の鎮痛作用はTRPV1受容体拮抗薬によって阻害されたが、CB1またはCB2受容体の拮抗薬では阻害されなかったことから（Costa, Colleoni *et al.*, 2004）、CBDの鎮痛作用にはTRPV1が重要であることが示唆される。CBDの投与は、カラゲニンを投与したラットにおける炎症性メディエーターの過剰産生も抑制した（Costa, Giagnoni *et al.*, 2004）。これらの結果は、炎症発症後にCBDを投与すると抗炎症作用が発揮されることを示唆しており、CBDには有意な治療効果があって、炎症性疾患の治療に役立つ可能性があることを示している。

CBDの酸性前駆体であるCBDAも、前臨床モデルでは鎮痛効果を示している。Rockらの研究は、カラゲニンの前にCBDを投与（10mg/kg、p.o.）すると、CBDAと同様にラットの熱痛覚過敏が低減することを示したが、CBDAの用量の方がはるかに低かった。CBDA（10μg/kg、i.p.、または1および10μg/kg、p.o.）をカラゲニン注射の前に投与すると疼痛感受性を低下させ、抗炎症作用を示したが、カラゲニン注射後にCBDAを投与してもこの作用は起きなかった（Rock, Limebeer, and Parker, 2018）。CBDAの鎮痛作用はTRPV1受容体拮抗薬により阻害された。興味深いことに、無効量のCBDAとTHCの同時投与（100g/kgのTHC + 0.1μg/kgのCBDA、p.o.）は、熱痛覚過敏と炎症を減少させる作用を増強させた。つまり、CBDA単独、また非常に低用量のCBDAとTHCの併用は、いずれもこの炎症モデルにおいて抗炎症作用を有し、熱痛覚過敏の増悪を低減させる。

フッ素化したCBDであるHUF-101（3、10、30mg/kg、i.p.）をカラゲニンの前にマウスに投与すると、機械的痛覚過敏をCBDよりも強力に低下させた。CBDで機械的痛覚過敏を同程度に低下させるためにはより高用量のCBD（30、90mg/kg、 i.p.）が必要である（Silva *et al.*, 2017）。CBD および HUF-101 のこうした作用は、CB1 および CB2 受容体拮抗薬によって阻害された（Silva *et al.*, 2017）。これらの結果をまとめると、HUF-101 と CBDA は CBD よりも低い用量で鎮痛効果が生じたことがわかる。さらに、CBD（および HUF-101 と CBDA）の鎮痛作用の一部には、TRPV1 またはカンナビノイド受容体の活性化が関与しているようである。場合によっては、CBD の作用は CB1 受容体拮抗作用によっても阻害されたが、これはおそらく CBD が FAAH を阻害し、最終的に内因性カンナビノイド、アナンダミドの濃度を上昇させることによると思われる。アナンダミドは実際に、CB1 受容体と結合しやすい。たしかに FAAH の阻害は、マウスにおいて、カラゲニン誘発性の機械的痛覚過敏を CB1 受容体を介して低下させる（Grim *et al.*, 2014）。CBD は、CB2 受容体の部分的作動薬（Tham *et al.*, 2019）およびネガティブ・アロステリックモジュレーター（Martinez-Pinilla *et al.*, 2017）の両方としても作用し、これらのモデルにおける鎮痛効果にも寄与している可能性がある。

## 完全フロイントアジュバント誘発炎症性疼痛

完全フロイントアジュバントは通常、足または特定の関節に注射され、カラゲニンよりも慢性的な炎症を引き起こし、熱および機械的痛覚過敏が伴う。このモデルは、関節内の軟骨が破壊される際に手、膝、股関節、背中に生じる変形性関節症の痛みのような、炎症性疼痛の治療に使える新たな化合物のスクリーニングのために日常的に使用されている。

完全フロイントアジュバントをラットの後肢に注射した場合、炎症誘発後 7 日目から CBD 投与（20mg/kg、p.o.、7 日間）を開始すると、温熱性および機械的痛覚過敏が低減した（Costa *et al.*, 2007）。また、このモデルを用いて、CBD（2.5 および 10mg/kg、i.p.）を炎症誘発直後に単回または反復投与（さらに 3 日間、一日 2 回投与）したところ、（雄と雌でいずれも同様に）機械的痛覚過敏を低下、あるいは後肢浮腫を減少させた（Britch *et al.*, 2020）。CBD のこれらの鎮痛および抗炎症作用は、炎症中に活性化される炎症性メディエーターの阻害が関与していた（Britch *et al.*, 2020）。

完全フロイントアジュバントを膝関節に直接注射すると、関節腫脹および後肢の熱痛覚過敏を引き起こす。CBD の投与（6.2 および 62.3mg/day、経皮ジェル、膝関節炎誘発の3日後に開始、4日間）は、後肢の熱痛覚過敏と関節腫脹を減少させた（Hammell *et al.*, 2016）。CBDはまた、炎症性バイオマーカー、免疫細胞浸潤、関節炎にみられる滑膜（関節を覆う膜）の病的肥厚を減少させた。プラズマ分析の結果、経皮投与されたCBDは血液中で検出可能であった。これは、CBDの経皮投与が関節炎の治療薬としての評価の対象となり得ることを示すものである。

完全フロイントアジュバントの注射とともに、コラーゲンを尾の付け根に注射してマウスに関節リウマチを誘発することもできる。コラーゲン誘発性関節炎は関節の炎症を引き起こし、関節炎のマウスの関節で高度に発現する炎症性サイトカイン（TNF-αなど）を阻害することでこれを治療できる。CBDの投与（5mg/kg、i.p.、一日1回、関節炎発症の後10日間）は腫脹と関節硬直を軽減させ、実験対象のマウスの34%で関節が正常に回復した（Malfait *et al.*, 2000）。また、関節炎発症後、CBD（25mg/kg）を4週間にわたって毎日経口投与したところ、関節炎の進行を遅らせるのに有効であった（Malfait *et al.*, 2000）。関節を覆う滑膜は、関節炎における主要なサイトカイン産生部位であり、コラーゲン誘発性関節炎を発症したマウスの滑膜細胞を培養すると、10日目に大量のTNF-αを自然発生的に産生することが知られている。CBD（5および10mg/kg、i.p.）は滑膜細胞によるTNF-α産生を減少させ、毒素による血清中のTNF-α量の増加を軽減させた（Malfait *et al.*, 2000）。これらの結果から、関節炎に対するCBDの有益な効果は、関節の滑膜におけるTNF-αを減少させる抗炎症作用の結果であることが示唆される。

## 変形性関節症モデル

変形性関節症は、モノヨード酢酸ナトリウムを膝関節に注射することにより誘発され、ラットの後肢に痛覚過敏を生じる。関節炎の発症から14日後、CBDの投与（膝関節内に300μg）は機械的痛覚過敏を低下させ、この効果はTRPV1拮抗薬によって阻害された（Philpott, O'Brien, and McDougall, 2017）。さらに、膝関節へのCBDの注射は炎症を軽減した（Philpott, O'Brien, and McDougall, 2017）。3日間予防的に投与した場合、CBD（膝関節内に300μg）はまた機械的痛覚過敏の発生を減少させ、神経ミエリンの喪失を予防した（Philpott, O'Brien, and McDougall, 2017）。このことから、CBDの局所注射は、予防的に投与した場合でも関節炎の開始後に投与した場合でも、炎症および機械的痛覚過敏を低下させることができることが示唆される。

2件の無作為化プラセボ対照・獣医師および飼い主盲検クロスオーバー試験で、変形性関節症のイヌにおけるCBDオイルの鎮痛効果が評価されている（Gamble *et al.*, 2018; Mejia *et al.*, 2021）。CBDオイル（2mg/kg、経口投与、一日2回、4週間）は、獣医師の評価によると、これら16匹のイヌの疼痛を軽減させ、自発運動を増加させた（Gamble *et al.*, 2018）。飼い主からは副作用は報告されなかったが、血液検査ではCBD投与中にアルカリ性ホスファターゼの上昇が認められた。この増加はCYPが媒介する肝臓の酸化的代謝に起因している可能性があり、ペット（およびヒト患者）の肝酵素値はモニタリングするのが賢明であることを示唆している。対照的に、CBDオイル（2.5mg/kg、p.o.、一日2回、6週間）は、飼い主によれば、歩行分析、活動量（加速度測定による）、疼痛測定値に変化をもたらさなかった（Mejia *et al.*, 2021）。この試験で効果がなかったのは、検出されたCBDの範囲が66～860ng/mLとばらつきが大きかったためである可能性がある。CBD投与の副作用として、14匹のイヌで肝酵素の増加が認められた。これらの研究には、データ収集期間が短いこと、サンプルサイズが小さいこと、ウォッシュアウト期間がないこと、プラセボ群のベースとしてヘンプシードオイルを使用していること、他の鎮痛薬の使用が一貫していないことなど、いくつかの限界がある。さらなる研究が必要である。

## CBDとその他の炎症性疾患の動物モデル

### 低酸素性虚血性脳損傷

低酸素性虚血性脳損傷は、たとえば心停止後などに起きる、脳への血流不足により生じる脳の損傷である。出産中や出産後に酸素が不足した新生児にも起こることがある。現在、新生児の低酸素虚血による脳障害は低体温療法で治療されているが、それによって死亡率が低下するのは軽症の場合のみである。したがって、患者のアウトカムを改善するためには補完療法が必要である。新生児低酸素性虚血性脳損傷の新しい治療法を模索する研究者は通常、新生ブタまたはラットを用いる。損傷後、脳活動の変化、脳損傷の定量化、炎症誘発因子および行動遂行能力などの指標を、薬物投与群と対照群で比較することができる。

新生ブタの低酸素性虚血性脳損傷が起きた30分後にCBD（1mg/kg、i.v.）を投与すると、6時間の観察期間中に脳活動の回復が起こり、脳の損傷ニューロン数が減少した（Pazos *et al.*, 2013）。また、CBDはサイトカインIL-1のレベルを低下させ、抗炎症効果が示唆された（Pazos *et al.*, 2013）。CBDの有益な効果はすべて、CB2受容体に対する（おそらく部分作動薬としての）作用（Tham *et al.*, 2019）またはCB2受容体（Martinez-Pinilla *et al.*, 2017）および5-$HT_{1A}$受容体（Pazos *et al.*, 2013）のネガティブ・アロステリックモジュレーターとしての作用を介するものであった。また、低酸素性虚血性脳損傷の15分後にCBD（0.1mg/kg、i.v.）を投与すると、新生ブタの脳活動が回復し、発作が減少し、脳細胞損傷が減少した（Alvarez *et al.*, 2008）。さらに、新生ラットモデルにおいて、低酸素性虚血性脳損傷の10分後にCBDを投与（1mg/kg、s.c.）すると、炎症および脳病変の大きさが減少し、行動遂行能力が改善した（Pazos *et al.*, 2012）。低体温療法（現在承認されている治療法）と併用した場合、CBD（1mg/kg、i.v.）は新生ブタにおいて（TNF-αの増加を減少させることで）抗炎症作用を増強させ、ニューロン死を減少させ、脳活動を回復させた（Lafuente *et al.*, 2016; Barata *et al.*, 2019）。CBDが有益な効果を発揮するための投与期間は、低酸素性虚血性脳損傷後18時間に及ぶと思われる（Mohammed *et al.*, 2017）。これらの結果をまとめると、低体温療法の補助治療としてCBDを投与（低酸素虚血後18時間以内）すると、低酸素性虚血性脳損傷の動物モデルにおいて神経保護作用を示す可能性があることを示唆している。

### 消化管の炎症

消化管は選択的透過性を持つ腸障壁で構成されており、栄養分や水分を吸収する一方、リポ多糖として知られる炎症性毒素などの有害物質の吸収を防ぐ。炎症が起きるとこの腸障壁が損なわれ、透過性が高まり、毒素が全身に循環して炎症性腸疾患（IBD）などの病態を引き起こす。クローン病や潰瘍性大腸炎を含むIBDは、消化管における過剰な炎症反応を特徴とし、寛解と再発を繰り返す慢性疾患であり、損傷、運動・分泌障害を引き起こす。その結果、消化管出血、下痢、腹痛、そして栄養不良が起きる。IBDの治療には一般的に、ステロイドまたは5-アミノサリチル酸（5-ASA、メサラジンまたはメサラミン）が使われる。薬で寛解を維持することはできるが治癒はしないため、新たな治療法の必要性が明らかである。興味深いことに、ある後ろ向き解析では、潰瘍性大腸炎に罹患している大麻使用者298人は（大麻の使用者ではない大腸炎患者と比較して）結腸および直腸の部分的または全摘出術の割合が低く、入院期間が短く、腸閉塞の有病率が低い傾向が示された（Mbachi *et al.*, 2019）。これらの結果は、大麻の使用が大腸炎に伴う合併症のいくつかを軽減する可能性を示唆している。CBDが具体的にこれらの作用においてどのような役割を果たしているかは未だ明らかにされていない。

CBDの抗炎症作用を調べるために、健常成人10人にCBD（30mgの粉末、経口投与）またはプラセボを投与し、90分後に採血した。その後、この血液を細菌性リポ多糖で刺激し、炎症反応を誘発した。CBDの投与が血液サンプル中の炎症誘発性マーカーTNF-$\alpha$を抑制したことから（Hobbs *et al.*, 2020）、これらの健常成人におけるCBDの抗炎症作用が示された。ヒト結腸がん細胞株（Caco-2細胞）またはヒト結腸組織に、TNF-$\alpha$およびIFN-$\gamma$などの既知の炎症性サイトカインを投与することにより、炎症を起こすことができる。炎症の程度は、他の炎症誘発因子量の測定や、これらの量がCBDのような化合物を投与することによって変化するかどうかを測定することで評価可能である。実際にCBD（10$\mu$M）は、炎症性サイトカイン（IL-8、IL-6およびMCP-1）の産生を減少させることによってヒト結腸組織の炎症反応を抑制した。この作用はCB2およびTRPV1受容体によって媒介される（Couch *et al.*, 2017）。

腸の透過性の変化を評価するために、Caco-2細胞にエチレンジアミン四酢酸を投与すると、透過性（細胞培養実験において細胞壁の完全性の指標となる電気抵抗の変化によって測定）の亢進を誘発する。もしもCBDのような化合物の投与によって毒素誘発性の透過性亢進を逆転させることができれば、IBDが引き起こす腸透過性亢進を治療するのに有益であると考えられる。実際に、CBD（10$\mu$M）はCaco-2細胞におけるサイトカイン誘導性の透過性亢進からの回復を促進し、この作用はCB1受容体拮抗薬によって阻害されたが、CB2受容体拮抗薬によっては阻害されなかった（Alhamoruni *et al.*, 2010, 2012; Couch *et al.*, 2019）。CBDは、CB1受容体に直接作用するのではなく、CB1受容体のネガティブ・アロステリックモジュレーターとして作用することにより、内因性カンナビノイドであるアナンダミドおよび2-AGが関与する消化管透過性の亢進を間接的に阻害している可能性が高い

(Alhamoruni *et al.*, 2010, 2012)。

げっ歯類では、リポ多糖やスルホン酸などの炎症性物質の投与によってIBDが化学的に誘発され、即座に炎症が発現する。炎症性物質投与の3日前からCBD（5および10mg/kg、i.p.）を6日間毎日投与すると、マウスの結腸損傷を減少させた(Borrelli *et al.*, 2009)。また、毒素誘発性炎症発現の30分前と、最長4日後まで投与した場合、CBD（1、10、20mg/kg、i.p.、または20mg/kg、直腸内投与）は腸の炎症反応を抑制し（TNF-α発現の減少および／またはIL-6濃度の低下）、腸管損傷を予防した（De Filippis *et al.*, 2011; Jamontt *et al.*, 2010; Wei *et al.*, 2020; Schicho and Storr, 2012)。興味深いことに、低用量のCBD（10mg/kg、i.p.）を低用量の$\Delta^9$-THC（5mg/kg、i.p.）と併用すると、ラットの結腸の炎症および損傷の軽減が促進された（Jamont *et al.*, 2010)。さらに、CBD（1mg/kg、i.p.、大腸炎誘発の30分前に投与）は腸障害を軽減させた（Wei *et al.*, 2020)。細胞株、ヒト結腸組織、および動物試験から得られたこれらの結果を総合すると、CBDは結腸の炎症および損傷を減少させ、亢進した腸の透過性を回復させる可能性があることを示唆している。これらはすべて、IBDの症状である。

## CBDと過敏性腸疾患患者

ヒトの腸管透過性または炎症に対するCBDの効果を評価した研究は5件ある。1つめの無作為化二重盲検プラセボ対照試験は、健常ボランティア30人を対象に、アスピリン誘発性炎症に続く糖の排泄量(生体内における腸管透過性の指標として)に対するCBD（600mg、経口投与）の影響を調べた（Couch *et al.*, 2019)。CBDはアスピリンによる腸管透過性亢進を抑制したことから、腸管透過性を回復させ、IBD患者に有益である可能性が示唆された。

4件の臨床試験ではIBD患者におけるCBDの有効性が評価されている。クローン病患者25人を対象とした無作為化プラセボ対照試験では、CBD（10mg、経口投与、一日2回、8週間）は病状を改善しなかった（Naftali *et al.*, 2017）が、これは、試験で用いられた低用量のCBDでは、この慢性炎症を克服するには不十分であったためである可能性がある。実際、60人のIBD患者を対象とした無作為化二重盲検プラセボ対照パイロット試験では、より高用量のCBD（50mg、経口カプセル、一日2回、10週間）を用いた治療により、疾患の重症度および患者から報告されたQOLのアウトカムが改善した。ただし、CBD群とプラセボ群の寛解率に差は認められなかった（Irving *et al.*, 2018）。別の無作為化二重盲検プラセボ対照クロスオーバー試験では、32人の過敏性腸症候群患者の疼痛スコアに対し、CBDチューインガム（ガム1片に50mgのCBDを含有、最大6片／日まで自己判断により漸増、8週間）の効果は認められなかった（van Orten-Luiten *et al.*, 2021）。使用されたガムの個数が群内および群間で大きく異なることや、疼痛の重症度を自己報告する際の主観性が、治療効果を見えなくしている可能性がある。ごく最近では、無作為化二重盲検プラセボ対照単一施設試験により、高CBDの大麻オイル（CBD：THC=160：40mg/mL）を8週間にわたってクローン病患者56人に投与し、その効果を検証した（Naftali *et al.*, 2021）。高CBDの大麻オイルを投与された患者は、全般的な健康状態、腹痛、生活の質のスコアが臨床的に改善した。これらの試験の一部にCBDの血中濃度測定を含めれば、効果のある用量を究明するのに役立つであろう。これらの初期研究の結果は、より高用量のCBDがIBD患者に治療効果をもたらす可能性を示唆しているが、至適投与量についてのさらなる研究と、試験期間の延長が必要である。

## CBDと疼痛――臨床研究

カナダ疼痛学会は、慢性神経障害性疼痛の管理に関するガイドラインに、カンナビノイドを第4選択の鎮痛薬として挙げている（Moulin *et al.*, 2007）。これはつまり、カンナビノイドが処方される前に、他の推奨鎮痛薬が無効であることを示す必要があることを意味する。だがアンケート調査によると、患者は疼痛管理のために大麻を使用しており、自己報告による疼痛は約50％軽減されている（Cuttler, LaFrance, and Craft, 2020）。2,032人の医療大麻患者を対象としたオンライン調査では、疼痛症候群が治療中の疾患の42.4％を占め、慢性疼痛は、最も一般的に挙げられる大麻使用の理由であることが明らかになった（Baron *et al.*, 2018）。さらに、これらの疼痛患者の多く（40.5～72.8％）は、大麻をオピエートの代わりに使用していた。アヘン剤を使用している37人の慢性疼痛患者を追った観察研究では、大麻を使用している患者は、観察期間中に、処方されたオピオイド鎮痛薬の一日の用量を減らしたり、使用を完全にやめたりする確率が高いことが示された（Vigil *et *al.*, 2017）。全米科学アカデミーズの報告書（2017）によれば、大麻が成人の慢性疼痛の治療に効果的であることを示す相当数のエビデンスがある。ただしこの結論は主に、疼痛患者に対するナビキシモルスの効果を調べた研究に基づくものであった。

ナビキシモルス（サティベックス）は、THC 2.7mg と CBD 2.5mg を含む高度に規格化された口腔粘膜スプレー剤であり、中枢神経障害性疼痛を伴う多発性硬化症の治療薬として 2005 年 6 月にカナダ保健局に承認され、2007 年 8 月にはオピオイド薬が奏効しないがん性疼痛の治療薬としても承認されている。疼痛管理のためのナビキシモルスについては多数の臨床試験が行われている（以下にレビューする）。大麻やナビキシモルス使用者からは、痛みや炎症の改善に効果があることが報告されているが、その中で CBD が単独で果たしている役割を明らかにすることが重要である。実際、CBD 製剤の有効性、用量、投与経路、副作用についてはほとんどわかっていないのが現状である。

ニュージーランドで CBD オイルを処方された最初の 400 人の患者を対象とした調査では、自己報告による疼痛に有意な改善が示され（Gulbransen, Xu, and Arroll, 2020）、フロリダ州で緩和医療を受けている 58 人の患者を対象とした調査では、24% の患者が CBD を使用しており、そのうち 50% の患者が CBD による疼痛緩和を報告した（High *et al.*, 2020）。調査データはまた、CBD を使用する慢性疼痛患者で疼痛緩和がみられ、そのうち少なくとも 53% がオピエートの使用を減少または中止していることを示している（Schilling *et al.*, 2021; Boehnke *et al.*, 2021; Capano, Weaver, and Burkman, 2020）。

CBD の疼痛緩和効果に関してはこのように肯定的な事例報告があるにもかかわらず、CBD の効果について、ヒト患者を対象に適切な管理のもとに行われた臨床試験はほとんどないが、いくつかの症例研究が、CBD の疼痛緩和効果を検証している。慢性疼痛に対して CBD（50 ～ 150mg、一日 2 回、3 週間）を投与された腎移植患者 7 人を対象とした最近の症例集積研究では、7 人中 6 人で疼痛の改善が報告されている（Cunetti *et al.*, 2018）。CBD は忍容性が高く、重度の副作用も認められなかった。オピオイドを使ったことのない 2 人の患者の症例報告（Eskander *et al.*, 2020）は、CBD の局所用クリーム（CBD が含有されていることを第三者機関によって確認）の使用により、転倒または手術による腰痛が改善したことが示されている。後ろ向きオープンラベル観察研究では、ヒトパピローマウイルス（HPV）

ワクチンの副作用による身体の痛みがある女性12人で、高CBDオイルの投与（25mg/kg/day、最大用量150mg/mL、3か月間）によって痛みが改善した（Palmieri, Laurino, and Vadala, 2017）。

CBDのみについて検証した臨床試験に関する論文もいくつか発表されている。1つめの、無作為化二重盲検プラセボ対照クロスオーバー試験では、標準治療に反応しない20人の疼痛患者を対象に2週間にわたる試験を行った（Wade *et al.*, 2003）。そのほとんどは神経障害性疼痛やけいれんなどの症状を有する多発性硬化症患者であった。CBD（平均用量22.5mg/day、舌下スプレー）は、2週間の治療期間中、疼痛および痙縮のスコアを低下させた。CBDの忍容性は高く、副作用――たとえば悪心、頭痛、下痢など――を報告したのは、プラセボ群の患者では48%であったのに対してCBD投与群では33%だった。これらは有望な結果に見えるかもしれないが、本試験の被験者数は非常に少なく、また患者は自分で用量を漸増することができたため、効果のある用量を特定することが困難であった。今後の研究では、この用量の問題を解決し、より長期の治療期間におけるCBDの有効性を検討すべきである。重要なのは、あるクロスオーバー・プラセボ対照試験では、被験者の期待値がCBDの鎮痛効果に大きく影響することが示唆されているという点である（De Vita *et al.*, 2021）。健康な被験者は、実際に投与された薬が何であるかにかかわらず、CBDを投与したと言われた場合に疼痛がより軽減した。

CBDには健常ボランティアまたは疼痛患者の疼痛を軽減させる効果がないという可能性を示唆する研究もいくつかある。ある二重盲検プラセボ対照被験者内試験では、健常ボランティア17人を対象にCBD（200～800mg、経口投与）の鎮痛作用が評価された（Arout *et al.*, 2021）。CBDは疼痛閾値や疼痛耐性を変化させず、すべての用量のCBDは疼痛の程度を示すスコアを上昇させた。これらの結果は、健康な被験者においてCBDの単回投与が鎮痛作用を持たないことを示唆する。同様に、無作為化二重盲検プラセボ対照クロスオーバー試験でも、健常な被験者の急性痛に対するCBDの投与（800mg、経口投与）は有意な効果を示さなかった（Schneider *et al.*, 2022）。単一施設無作為化二重盲検プラセボ対照試験では、手の変形性関節症および乾癬性関節炎の患者129人において、CBD（20～30mg/day、12週間、経口カプセル）はプラセボを上回る疼痛緩和効果を示さなかった（Vela *et al.*, 2021）。さらに、単一施設無作為化二重盲検プラセボ対照試験で、急性の非外傷性腰痛の患者100人を対象に、CBD（400mg、オイル）を疼痛軽減の補助療法として経口投与した効果が評価されている（Bebee *et al.*, 2021）。投与2時間後の疼痛スコア、入院期間、救援鎮痛の必要性、または副作用において、CBDとプラセボとの間に差は認められなかった。これらの結果は、CBDには急性痛を緩和させる優れた急性鎮痛効果がないことを示している。血中CBD濃度は測定されていないため、評価の時点で患者の血中濃度が治療域に達していたか否かを判断することは困難である。

CBD外用薬の疼痛緩和効果を調べた試験は2件ある。1つめは二重盲検プラセボ対照比較試験で、筋膜性疼痛（筋肉の損傷による顔面および頸部の痛みと頭痛）の患者60人を対象に、経皮投与によるCBDの有効性を評価した（Nitecka-Buchta *et al.*, 2019）。CBDの投与（70mg/mLのCBDを含むヘンプオイルを20%含む軟膏、一日2回、14日間）は疼痛強度評価を低下させ、副作用は報告されなかった（Nitecka-Buchta *et al.*, 2019）。同様に、4週間のプラセボ対照クロスオーバー試験では、神経障害性疼痛患者29人を対象に、局所投与によるCBDオイルの効果を評価した（Xu, Cullen *et al.*, 2020）。CBD（88.7mLのオイル中に250mgのCBDを含有、4週間）は疼痛評価を低下させ、副作用は報告されなかった（Xu, Cullen *et al.*, 2020）。これらの結果を総合すると、CBDオイルの局所投与は、筋膜性疼痛と神経障害性疼痛を副作用なしに減少させる可能性があり、したがって、他の鎮痛薬でしばしば報告される副作用がない、有効な治療法である可能性を示唆している。

2021年には、世界の専門家たちによって、慢性疼痛患者に対する医療用大麻の投与方法と用量に関し、合意に基づく治療指針が作成された（Bhaskar *et al.*, 2021）。開発された治療プロトコルは、日常用、保守的、急性の3つである。日常用の治療プロトコルでは、主成分がCBDの製品を、CBDの用量が5mgになるように一日2回の使用から始め、2～3日ごとに10mgずつ、患者の求める効果が得られるまで、または最大40mg/dayに達するまで漸増する。CBDを主成分とする製剤が40mg/dayの用量に達した場合、医師はTHCを2.5mg追加し、最大1日用量が40mg/dayに達するまで2～7日ごとに2.5mgずつ漸増することを検討してもよい。保守的なプロトコルでは、CBDを主成分とする製剤を、一日1回用量5mg使用することから始め、効果が出るまで2～3日ごとに10mgずつ、または最大40mg/dayまで漸増する。用量が40mg/dayに達した時点で、医師はTHCを

1mg/day 追加し、THC の最大 1 日用量が 40mg/day に達するまで、7 日ごとに 1mg ずつ漸増することを検討してもよい。急性のプロトコルでは、THC と CBD を同量ずつ含む製剤を、一日 1 回から 2 回、それぞれ 2.5 ～ 5mg から開始し、患者が望む効果が得られるまで、または最大 THC 用量が 40mg/day に達するまで 2 ～ 3 日ごとにそれぞれ 2.5 ～ 5mg ずつ漸増する。

オピオイド薬によって疼痛管理ができていない慢性疼痛患者における大麻の使用についても、合意に基づく治療指針が作成されている（Sihota *et al.*, 2020）。日中の経口投与による CBD エキスから使用を開始し、低用量の THC 追加を考慮することで合意が得られた。さらに、患者が身体機能の改善を報告した場合、あるいは処方鎮痛薬の減量を望む場合、または大麻の用量が最適化された場合には、オピオイド薬の漸減を開始することが推奨されている。

## ナビキシモルスと疼痛――臨床研究

疼痛患者に対する CBD 治療の有効性を評価した研究は非常に少ないが、ナビキシモルス（THC：CBD の比率が約 1：1 である舌下スプレー）に関しては、さまざまな疼痛に対する疼痛管理の有効性が複数の臨床試験で評価されており、概して良好な成績が得られている。残念ながら、ナビキシモルスは THC と CBD の複合薬であるため、疼痛緩和作用が THC によるものか、CBD によるものか、あるいはその両方によるものであるかは不明である。

### 多発性硬化症（MS）

多発性硬化症患者において、ナビキシモルスを補助療法として投与した場合、痙縮（筋肉のこわばりとけいれん；Vermersch and Trojano, 2016; Haupts *et al.*, 2016; Trojano and Vila, 2015; Flachenecker, Henze, and Zettl, 2014; Patti *et al.*, 2016; Serpell, Notcutt, and Collin, 2013; Notcutt *et al.*, 2012; Meuth *et al.*, 2020）および疼痛（Markova *et al.*, 2019; Paolicelli *et al.*, 2016; Langford *et al.*, 2013; Ferre *et al.*, 2016; Wade *et al.*, 2003, 2004; Zajicek *et al.*, 2003; Rog *et al.*, 2005; Turri *et al.*, 2018）を軽減させることが示されている。こうした症状改善は少なくとも 14 週間の治療期間にわたって示されたことから（Ferre *et al.*, 2016）、これらの結果は、標準的な

鎮痛薬が奏効しない多発性硬化性患者において、CBDが長期的な疼痛軽減をもたらす可能性を示唆している。

### がん性疼痛

ナビキシモルスは、オピオイド鎮痛薬が奏効しないがん患者の疼痛緩和についても研究が行われている（がんに対するCBDの作用については第5章を、化学療法に伴う悪心・嘔吐に対するCBDの作用については第6章を参照のこと）。いくつかの研究では、補助療法としてナビキシモルスを用いてがん患者の疼痛が緩和されているが（Portenoy *et al.*, 2012; Johnson *et al.*, 2010）、疼痛緩和がみられなかった研究もある（Johnson *et al.*, 2013; Lichtman *et al.*, 2018; Fallon *et al.*, 2017）。こうした違いは、ナビキシモルスの用法・用量が異なること、同時に行われている治療の有効性が異なること、あるいは疾患の重篤度や進行が異なることによるものと考えられる。具体的には、Johnsonらの研究では、使用中の強力なオピオイド鎮痛薬では疼痛が十分に緩和されない患者において、ナビキシモルスが疼痛を軽減し、5週間にわたる試験期間中、患者はナビキシモルスや他の鎮痛薬を増量する必要がなかった（Johnson *et al.*, 2010）。これらの結果は、がん性疼痛におけるナビキシモルスの補助的使用が、一部の治療抵抗性患者に有効である可能性を示唆している。

### 神経障害性疼痛

ナビキシモルスは、神経障害性疼痛の治療についてもその有効性が研究されている。補助療法としてナビキシモルスを使用すると、疼痛を軽減し、アロディニアを改善した（Nurmikko *et al.*, 2007; Serpell *et al.*, 2014; Hoggart *et al.*, 2015; Ueberall, Essner, and Mueller-Schwefe, 2019）。また、ナビキシモルスを使用した患者ではレスキュー薬の必要錠数が少なかった（Serpell *et al.*, 2014）。特に、神経障害性疼痛患者を対象としたある試験では、THC（19%）およびCBD（1%未満）溶液の経口投与による補助療法（平均投与量68.5mg/day、12か月間）によって、疼痛が軽減し、1年間の治療期間を通して効果が持続し、投与量の漸増も最小限であった（Mondello *et al.*, 2018）。これらの結果は、神経障害性疼痛患者に対するナビキシモルスの補助的使用は有用であり、長期的な有効性をもたらす可能性を示唆している。

## 関節炎

リウマチ性関節炎患者58人を対象とした無作為化二重盲検試験では、ナビキシモルス（5週目の平均用量：THC 14.6mg、CBD 13.5mg、経口スプレー）により、運動時痛および安静時痛が軽減し、5週間の試験中、重篤な副作用は報告されなかった（Blake *et al.*, 2006）。CBDによるこうした症状改善は、標準的な治療薬が奏効しなかったリウマチ性関節炎患者群で認められたことから、注目に値する。

## 術後疼痛

ある前向き研究では、股関節および膝関節の再建術または置換術を受けた患者195人を対象に、周術期におけるCBD/THC製品（局所クリーム、ティンクチャー、喫煙用乾燥大麻、およびエディブル製品を含む、CBDまたはTHC、あるいはその両方）を使用した結果が分析された（Runner *et al.*, 2020）。CBD/THC使用者と非使用者の間で、アヘン剤の使用期間、モルヒネの服用ミリグラム当量、服用したアヘン剤の錠数、術後の平均疼痛スコア、アヘン剤の補充を必要とした患者の割合、入院期間に差は認められなかった。同様に、Jenningsらが行った後ろ向き研究では、膝関節再建術／置換術を受け、大麻使用を自己報告した患者71人を分析したが、入院期間、入院中の総モルヒネ当量、術後可動域に差は認められず、大麻は人工膝関節全置換術を受けた患者の短期転帰を改善しないことを示唆している（Jennings *et al.*, 2019）。ただし、待機的手術を受けた患者73人を対象とした前向き無作為化試験（Jefferson *et al.*, 2013）では、大麻使用者は非使用者と比較して、回復期（全身麻酔後最初の6時間以内）に、より多くのレスキュー鎮痛薬を必要とし、術後1時間の疼痛強度スコアも大麻の非使用者より高かった。このことから、手術を受ける大麻使用者は、術後早期により多くのレスキュー用オピオイド薬を必要とする可能性があるが、大麻使用歴があっても、術後の患者の回復転帰に変化はないようである。

残念ながら、大麻使用者に明らかにみられるオピオイド耐性発現の機序については、まだ十分に解明されていない。大麻の長期使用（またはTHC投与）は、CB1受容体の下方制御および脱感作、ならびに受容体結合の変化をもたらし（Villares, 2007; Oviedo, Glowa, and Herkenham, 1993; Romero *et al.*, 1998; Sim-Selley, 2003）、それによって、エンドカンナビノイド系、およびおそらくオピオイド系の鎮痛作用を低下させる。実際に、げっ歯類にTHCを長期投与すると、オピオイドの鎮痛作用に対する耐性が誘導されることが示されている（Smith, Welch, and Martin, 1994; Welch, 1997）が、この効果が示されていない研究（Mao *et al.*, 2000）や、モルヒネに耐性を持つラットにTHCを投与すると鎮痛効果が増強されたとする研究さえある（Rubino *et al.*, 1997）。大麻の使用が疼痛システムに変化をもたらすのか、あるいはこれらの人々が「変化したシステムを治療する」ために大麻を使用し始めるのか、それを明らかにするためには、縦断的研究が必要である。

### 線維筋痛症

線維筋痛症による慢性疼痛患者20人を対象に、医療グレードの乾燥大麻4種の吸入による鎮痛効果を調査した無作為化プラセボ対照クロスオーバー試験を行った（van de Donk *et al.*, 2019）。THCおよびCBD含有量が高いことがわかっている品種（THC 13.4mg、CBD 17.8mg）を吸入した患者では、プラセボと比較して疼痛スコアが30%低下したことから、このTHCとCBDの含有量が高い品種を摂取した患者に有益な効果がある可能性が示唆された。CBD含有量が高く、THC含有量が非常に低い（CBD 18.4mg、THC 1mg未満）大麻品種を吸入した患者は、プラセボと比較して疼痛スコアの改善を示さなかった。この試験ではCBDの投与は1回のみであり、疼痛スコアを改善するには不十分であるか、またはこの用量が低すぎる可能性が考えられる。

## 結論

医療大麻患者の大部分は、疼痛症候群の治療、特に慢性疼痛緩和のために大麻を使用している。管理不能な疼痛に対する大麻使用は、疼痛を管理するのに必要なアヘン剤の用量を減らすことが示されており、大麻の持つオピオイド節減効果が示唆されている（O'Connell *et al.*, 2019）。CBD単独でのオピオイド節減効果を明確に示した臨床試験は発表されていないが、www.clinicaltrials.govには、疼痛感受性におけるCBDとモルヒネの相互作用（NCT04030442）および乱用性（NCT03679949）に関する臨床試験が登録されている。

動物モデルでは、CBDを全身投与した場合、急性痛の軽減には一般に効果がないことが示唆されているが、これは脳に到達しているCBD量が鎮痛効果を得るには不十分なためである可能性がある。CBDをTHCまたはモルヒネと併用すると、これらの化合物の鎮痛作用を増強して急性痛を緩和することができる。動物の急性痛モデルにおいては、CBDの類似体にもまた鎮痛作用があると思われる。

神経障害性疼痛の動物モデルにおいては、CBDはある種の化学療法誘発性および糖尿病誘発性の疼痛の発症を予防し、すでに発症している、化学療法、脊髄損傷、または術後誘発性の神経障害性疼痛の治療に有効である。CBDの外用薬を用いた臨床試験では、神経障害性疼痛患者の疼痛評価が改善された。ナビキシモルスもまた、神経障害性疼痛患者の疼痛やアロディニアを軽減することが示されており、その効果は1年間にわたって維持された。

動物モデルでは、炎症または関節炎の誘導前または誘導後にCBDを投与すると、神経障害性疼痛の症状を消失させ、関連する腫脹を軽減することができる。また、ナビキシモルスは、標準治療が奏効しなかったリウマチ性関節炎患者の疼痛を軽減することが示されている。これらの結果は、CBDが関節炎などの炎症性疼痛の補助的治療法として研究されるべき可能性を示唆している。

CBDの抗炎症作用は、脳への血流が中断されたことによる脳損傷の動物モデルでも示されている。損傷後18時間以内にCBDを投与すると、脳細胞の損傷と炎症を減少させ、脳の活動を回復させることができる。消化管炎症の動物モデルおよび細胞モデルにおいて、CBDは抗炎症作用を発揮し、腸内壁の状態を回復させる。CBDが炎症性腸疾患の症状を改善し、腸管インテグリティを回復させる可能性を示唆する臨床研究も数件あるが、さらなる研究が必要である。

舌下スプレーで単独投与されたCBD（およびナビキシモルス）は、多発性硬化症患者の疼痛および痙縮スコアを低下させ、CBDの局所適用は、筋筋膜痛および神経障害性疼痛を軽減した。現在www.clinicaltrials.govに登録されている50件近い臨床試験は、抜歯、慢性背部痛、術後痛、糖尿病性ニューロパチー、がん性疼痛などを軽減するCBD（単独またはTHCとの併用）の有効性を調べるものである。これらの重要かつ適切に行われた無作為化対照比較試験は、CBDが持つ鎮痛作用の可能性をよりよく理解するのに役立つであろう。

# 8
# 不安

恐怖および不安という感情は、環境に応じて変化する（適応可能である）一方で、生存に必要不可欠であるが、過剰に、あるいは継続的に経験すると、こうした反応は不適応的になり、全般性不安障害、社会不安障害、および心的外傷後ストレス障害（PTSD、第9章で詳述）などの神経精神疾患の発症につながりかねない。不安障害は、典型的には薬物療法か心理療法、またはその両方で治療される。最も一般的な心理療法は認知行動療法（CBT）である。CBTは不安障害の治療に有用であることが示されている（Kaczkurkin and Foa, 2015）が、施術者の数が限られているため実施が困難な場合が多い（Bandelow *et al.*, 2007）。薬物療法で使用する薬剤の第1選択肢には、選択的セロトニン再取り込み阻害薬（SSRI）およびセロトニン・ノレピネフリン再取り込み阻害薬（SNRI）があり、その他に、プレガバリン、三環系抗うつ薬、ブスピロン、モクロベミド、ベンゾジアゼピンなどがある（その評価については、Bandelow, Michaelis, and Wedekind, 2017を参照のこと）。こうした治療が可能であるにもかかわらず、患者の約40〜60%は、残存症状があったり、治療の指示を守らなかったり、治療を受けるのが困難であったりする（Katzman *et al.*, 2014）。薬物療法は、依存症や離脱症候群発症、性機能障害、認知および精神運動障害、不眠症、および体重増加のリスクなど、望ましくない副作用を伴う可能性がある（Katzman *et al.*, 2014）。治療上のこのような課題は、これらの疾患に対する新たな治療法（または補助治療）を検討する必要性を浮き彫りにしている。

大麻を使用する不安障害患者は多いが、大麻の使用と不安障害との間にある関係がどのようなものであるかは依然として不明である（詳しくはHalladay *et al.*, 2020を参照のこと）。ある縦断的研究のメタ分析（Kedzior and Laeber, 2014）では、一般集団において、低年齢での大麻使用と成人後の不安症状との間に、わずかではあるが有意な関連性が認められた（オッズ比 =1.15）が、質の高い研究のみを分析すると、この関係は有意ではなくなった（Twomey, 2017）。このことから、大麻の使用と不安障害との間には関連性があり、大麻の使用は不安障害の発症に先行する可能性が考えられるが、この関連性を十分に理解するためには、質の高い研究がもっと必要である。大麻の使用と不安との関連性は、大麻の早期使用によって脳に変化が生じるからかもしれないし、不安障害を有する患者は大麻をより頻繁に使用する傾向があるのかもしれない。あるいは、不安障害を有する患者がセルフメディケーションのために大麻を使用している可能性もある。

大麻使用について患者が自己報告したアンケート調査結果のメタ分析的レビュー（Kosiba, Maisto, and Ditre, 2019）の結果は、50% に及ぶ回答者が不安を改善するために大麻を使用していることを示している。大麻はしばしば不安を抑えるために使用されるが、大麻使用停止の理由として不安およびパニック反応の増悪がしばしば挙げられている（Thomas, 1993; Reilly *et al*., 1998; Schofield *et al*., 2006）。大麻に不安軽減作用と不安促進作用の両方があるのは、大麻品種によって、含有されるさまざまなカンナビノイドの量が違い、それらがどのように相互作用して最終的にその作用を生み出しているかが関係していると考えられる。さらに、大麻がこのようにさまざまな作用を持つのは、エンドカンナビノイド系の機能が大麻への反復暴露によって下方制御され、最終的に大麻の抗不安作用に対する耐性を引き起こしていることが原因である可能性もある（Hirvonen *et al*., 2012）。実際に、THC と CBD はともに不安に対して用量依存的な作用を示すが、通常は作用の方向性が逆であることがわかっている。一般に THC は高用量で不安を引き起こす、あるいは増大させるが、CBD は、中用量および特定の実験条件下で不安を軽減する可能性があることを示すエビデンスもある（詳細は Crippa *et al*., 2009 を参照のこと）。アンケート調査のデータや患者の自己報告内容は、CBD のユーザーが CBD を不安管理の手段と考えていることを示している（Corroon and Phillips, 2018; Wheeler *et al*., 2020; Tran and Kavuluru, 2020; Leas *et al*., 2020）が、CBD の不安に対する治療効果は、これまでのところ、無作為化臨床試験で裏付けられてはいない。

また、不安障害の治療に薬物療法を用いている患者では、薬物相互作用の可能性があることにも注意すべきである。CBD は、CYP2C34A および CYP2C19 を含むシトクロム P450 酵素を介して肝代謝される。この P450 酵素は一般的に処方される多くの薬物の代謝を担っているため、CBDは他のCYP基質と相互作用して副作用を生じる可能性がある。たとえばCBDは、ベンゾジアゼピン系のアルプラゾラムやトリアゾラムなどのCYP3A4基質のほか、抗うつ薬シタロプラムやフルオキセチンなど、CYP2C19基質の血中濃度を上昇させる可能性がある。これらの薬剤を服用している患者は、副作用が増加する危険性があり、用量の減量または頻繁なモニタリング、またはその両方を必要とすることがある。

## CBDの抗不安作用——前臨床研究

CBDが不安を軽減する作用は、全般性不安障害のいくつかの動物モデルで、高架式十字迷路や明暗試験などによって評価されている。以下に、CBDの抗不安作用に関するそれらの実験の結果を述べる。

高架式十字迷路（EPM）は、Montgomeryの研究（1955）から開発されたものであり、げっ歯類が本来持っている、初めての場所を探求するが同時にその場所の嫌な点は避けようとする傾向を利用したものである。高架式十字迷路は、壁のない走行路（オープンアーム）と壁で囲まれている走行路（クローズドアーム）からなる。ラットを迷路の中央に置くと、短時間（通常5分程度）迷路を探索するので、その動きを観察する。ラットは本能的に、開けた空間よりも、閉ざされて安全な空間の探索により多くの時間を費やし、開放空間を避ける傾向があるため、オープンアームで過ごす時間の長さが不安の指標として用いられる。不安が少ない（不安様行動の減少を示す）動物は、壁がなく、不安を感じやすいアームで（対照と比較して）より長い時間を過ごすのである。その証拠に、迷路のクローズドアームに閉じ込められたラットと比較して、オープンアームにしかいられないようにしたラットの方が、血中コルチコステロン（げっ歯類における主要なストレスホルモン）濃度が高かった（Pellow *et al.*, 1985)。さらに、ベンゾジアゼピン類やバルビツール酸類など標準的な抗不安薬を投与されたラットやマウスでは不安様行動の減少が観察されている。EPMを用いると、一般にCBDはげっ歯類において中用量で抗不安作用を発揮し、高用量では効果がない（ただし不安を増大もさせない）ことが示されている（これについてはBlessing *et al.*, 2015という優れたレビュー論文を参照されたい)。中用量のCBDでみられる抗不安作用は、マウスにおける抗不安薬ジアゼパムの作用と類似している（Onaivi, Green, and Martin, 1990）。加えて、CBDのフッ素化はEPMにおいてその抗不安作用を増強する（Breuer *et al.*, 2016）。

げっ歯類を使って不安行動を測定するもう一つの方法を明暗試験と言い、Crawley and Goodwin（1980）で最初に使用されたもので、2つのチャンバー——一つは大きくて明るく照らされ、もう一つは小さくて暗い——で構成されている。光は不安誘発刺激としての役割を果たし、げっ歯類が持つ、見たことのない広い部屋を探索したいという欲求と、明るく照明が当たった開放的なチャンバーを避けたいという欲求との間に葛藤を生む。明るく照らされたチャンバーで過ごす時間が（対照と比較して）長くなった場合、その薬物は抗不安作用を有すると考えられる。この試験は、不安反応のベースラインが低いため、不安行動の増加と減少のいずれについても、検出する感度が高いと考えられる（Holmes, 2001; Bourin and Hascoet, 2003）。実際に、いくつかのベンゾジアゼピン製剤はこの試験において抗不安作用を示し、またCBDも、低～中用量で抗不安作用を示すが高用量では効果がない（ただし不安を誘発することもない）（Long *et al.*, 2010; Guimaraes *et al.*, 1990）。さらに、CBDは長期間投与（21日間）してもその抗不安作用を維持すると思われる（Long *et al.*, 2010）。

低ストレスと高ストレス条件下で、不安に対するCBDの異なる効果が報告されている。たとえば、拘束ストレスはラットのその後の不安行動を増加させ、これはCBD（10mg/kg、i.p.）によって改善することができる（Resstel *et al.*, 2009）。またSongらは、CBD（10mg/kg、i.p.）が、低恐怖条件下よりも高恐怖条件下で、文脈的恐怖記憶の消去を促進することを見出した（Song *et al.*, 2016）。ストレス誘発性不安反応はまた、明暗試験を使い、実験動物をフットショックなどのストレス要因に暴露させた24時間後に試験することによって調べることができる（Bluett *et al.*, 2014）。報告によれば、低ストレス条件下でCBD（2.5および5mg/kg、i.p.）を投与した動物は対照群と差がなく（Rock *et al.*, 2017; O'Brien, Wills *et al.*, 2013）、低ストレス下ではCBDは不安行動を軽減（または増加）させないことが示唆されている。非常に興味深いことに、高ストレス条件（試験の24時間前に足底にショックを加える）で試験した場合、CBD（5mg/kg、i.p.）は抗不安作用を示した（Rock *et al.*, 2017）。同様に、CBDの酸性前駆体であるカンナビジオール酸（CBDA、0.1～100$\mu$g/kg、i.p.）は、単回投与の場合も長期間投与（21日間）の場合も、低ストレス条件では効果がなかった（Brierley *et al.*, 2016; Rock *et al.*, 2017）が、高ストレス条件で試験した場合は抗不安作用を示した（Rock *et al.*, 2017）。さらに、CBDAのメチルエステル版であるHU-580もまた明暗試験においてストレス誘発性不安に対する強力な効果を示す（Pertwee *et al.*, 2018）。これらの研究結果は、CBDおよびCBDAは不安の軽減に非常に効果的であるが、それは強いストレスがかかった状態にある場合においてのみである可能性を示唆している。

CBDがげっ歯類において抗不安作用を発揮する機序については、未だ研究段階にあるが、これは一部には、CBDが不安感に影響するいくつかの経路に作用するためである。CBDは、CB1受容体のネガティブ・アロステリックモジュレーターであることが報告されており（Laprairie *et al.*, 2015）、CBDがTHCによる不安促進作用を減弱させることができるのはそのためである可能性がある。CBDの抗不安作用のいくつかは、5-$HT_{1A}$受容体への作用によってもたらされると思われる。実際、選択的5-$HT_{1A}$受容体拮抗薬を投与してこの受容体を阻害すると、CBDの抗不安作用も阻害されることから、CBDが不安を軽減するためにはこの受容体が必須であることが示されている（Campos and Guimaraes, 2008）。5-$HT_{1A}$受容体作動薬であることがわかっているCBD以外の薬剤（たとえばブスピロン）が全般性不安障害の治療薬として承認されていることを考えると、CBDの抗不安作用の作用機序がここにあることは理に適う。不安モデルにおいて高用量のCBDが効果を持たないのは、TRPV1受容体に対するCBDの作用が原因である可能性がある——なぜなら、TRPV1受容体を阻害するとCBDの抗不安作用が回復するからである（Campos and Guimaraes, 2009）。

これらの前臨床研究の結果をまとめると、CBDを（特に事前にストレスを受けた個体に）全身投与（単回投与および反復投与）、あるいは恐怖および不安に重要な役割を果たすさまざまな脳領域に局所的に投与した場合、抗不安様作用を有する可能性があることを示唆している（これについてはLee *et al.*, 2017という優れたレビュー論文を参照されたい）。総じてCBDは、マウスでは0.5～10mg/kg（i.p.）（Onaivi, Green, and Martin, 1990）、ラットでは2.5～10mg/kg（i.p.）（Guimaraes *et al.*, 1990）の用量で抗不安作用を示す。妊娠中のCBD投与（20mg/kg、経口投与、交配の2週間前から妊娠・授乳期間中を通じて）の影響を調べたある研究では、発達期にCBDに暴露された仔は不安の増大を示した（Wanner *et al.*, 2021）。CBDが胎児の成長に及ぼす影響については適切な研究が行われていない。

## ヒトの不安に対する CBD の効果

全米科学アカデミーズの報告書（2017）は、不安に対する CBD の効果を評価した入手可能な論文を検証し、CBD が不安症状を改善するというエビデンスは限られており、それは研究手法に限界があるためとしている。限界には、無作為化の手順、（一部の実験では）単回投与された CBD の用量、血中 CBD 濃度情報の欠如、および結果がすべての不安障害に適用可能かどうか、などが挙げられる。本章で示す臨床試験の結果を解釈する際には、こうした点に留意しなければならない。

CBD の抗不安作用を調べる研究は、ヒトを対象にしたものもいくつか行われている。1 つめは、THC が健常な被験者にもたらす不安感を CBD が軽減する作用に焦点を当てたものである。健常者を対象にしたことは、将来的には薬の使用方法の検討に役立つかもしれないが、不安障害に対する CBD の有効性は、最終的には不安障害の診断を受けた患者において実証されなければならない。

最初の二重盲検プラセボ対照試験は健康な男性ボランティア 40 人を対象にしたもので、CBD（15、30、60mg、エタノールとオレンジジュースに混ぜて経口投与）は、THC（30mg、エタノールとオレンジジュースに混ぜて経口投与）によって生じる不安を軽減することを示した。続いて、8 人の健常ボランティアを対象に実施された二重盲検プラセボ対照クロスオーバー試験において、CBD（1mg/kg、エタノールとレモンジュースに混ぜて経口投与）は、THC（0.5mg/kg、エタノールとレモンジュースに混ぜて経口投与）による不安を軽減した（Zuardi *et al.*, 1982）。こうした初期の研究結果は、高用量の THC により生じる不安が CBD によって軽減できることを示唆している。さらに、THC 含有量が少なく、CBD 含有量が多い大麻品種は、不安を軽減する確率が高かった。

CBD を用いたその後の研究では、抗不安薬の有効性を評価するために用いられる古典的な手法として、人前でのスピーチのシミュレーション（SPS）試験を用いて不安を誘発している。SPS 試験では、被験者に、聴衆に向かって、あるいはビデオ撮影するためのスピーチを用意してプレゼンテーションするよう依頼し、不安感の特徴である生理学的および主観的変化を誘発する。ビジュアルアナログムードスケール（VAMS）、状態・特性不安尺度（STAI）、身体症状尺度（BSS）などを使っての自己報告スコアを、CBDを投与された被験者の場合、投与の前と後のスコアの比較によって評価することが多い。

### 健常参加者に対する効果

健常なボランティア40人にSPS試験を受けさせる二重盲検プラセボ対照試験において、CBD（300mg、経口カプセル）は不安を減少させた（Zuardi *et al.*, 1993）。Zuardiらはその後、追跡研究を行い、60人の健常ボランティアを対象に、SPS試験を用いてより広範囲のCBD用量を検証したところ、CBDは用量依存型のベル型曲線を描く形で抗不安作用をもたらし、中用量のCBD（300mg、経口カプセル）は不安の程度を低下させたが、低用量（100mg、経口カプセル）および高用量（900mg、経口カプセル）では効果がみられなかった（Zuardi *et al.*, 2017）。この結果は後に同じ研究チームによって再現され、CBD（300mg、経口カプセル）は今度もプラセボに比べて不安を軽減したが、低用量（150mg、経口カプセル）と高用量（600mg、経口カプセル）では、57人の健常な被験者には効果がなかった（Linares *et al.*, 2019）。これらの結果は、健常ボランティアにおいて、不安を誘発する事象に対処する際にCBDが抗不安作用を発揮する治療域は300mgというかなり狭い範囲であることを示唆している。

対照的に、ある無作為化二重盲検試験では、高度の妄想癖を持つことを理由に前もって選ばれた32人の健常者を対象に、バーチャルリアリティを使ってロンドンの地下電車に乗っているという経験を再現することによって不安を誘発した（Hundal *et al.*, 2018）。この実験では、CBD（600mg、経口カプセル）は不安に有益な効果を示さなかった。これは投与量が多すぎたためである可能性があるが、この結果と同様に、ある二重盲検プラセボ被験者内試験では、CBD（300、600、900mg、経口カプセル）は健常ボランティアにおいて、ネガティブな感情的刺激に対する反応を減弱させなかった（Arndt and de Wit, 2017）。これらの研究ではSPS試験は使われず、後者は、ネガティブな感情を起こさせる画像または言葉に対する参加者の反応、威嚇的な表情に対する反応性の高さ、および社会的拒絶に対する参加者の感じやすさを評価した。そのため、これらの研究で用いられた刺激はSPS試験と比べてインパクトが弱く、したがって不安を誘発するのに十分でなかった可能性がある。あるいは、健常な参加者におけるCBDの抗不安作用は非常に強い不安を感じている場合のみ顕になるのかもしれない。本章で検証した前臨床試験からは、CBDは、あらかじめストレスを与えられた動物の不安に対して最も効果的であることが示唆されており、CBDの抗不安作用を明らかにするためには、ストレスのベースライン値が高いストレス（たとえば心的外傷後ストレス障害など）が実験条件として必要であることが示唆されている。

COVID-19の患者の治療を最前線で行っている医療従事者120人を対象とした無作為化臨床試験では、標準的なケアに加えてCBDを経口摂取（150mgを一日2回、4週間）している者は、不安、うつ、および感情的疲労のスコアが、標準的なケアのみを受けている者と比べて改善した（Crippa *et al.*, 2021）が、標準治療に加えてCBDを摂取した被験者のうち5人に重篤な副作用があった。この結果の解釈には、用量が1種類であること、単一施設試験であること、追跡期間の短さ、二重盲検プラセボ対照試験でないことなどの限界がある。

重要なのは、Spinellaらの研究チームが行った無作為化クロスオーバー試験で、マーストリヒト急性ストレステストを受けてストレスと不安を感じている43人の健康な成人に、CBDに対する期待効果（プラセボ効果とも呼ぶ）が認められたことである（Spinella *er al.*, 2021）。彼らは2つの実験に参加し、CBDの入っていないヘンプシードオイルを舌下投与したが、その実験の一つでは、オイルにCBDが含まれているという間違った情報を伝え（CBDの含有を期待する状態）、他方の実験では、オイルにCBDが含まれていないことを告げた（CBDの含有を期待しない状態）。CBDに抗不安作用があることを最も強く信じている被験者が自己報告した不安のレベルは、CBDの含有を期待した状態で最も低く、CBDの含有を期待しない状態で最も高かった。CBDの効果について信じていない、あるいはあまり信じていない人では、不安尺度に差はなかった。これらの結果は、CBDの効果を認識するにあたっては期待の有無が大きく影響することを明確に示しており、ヒトを対象とした試験でCBDの効果を検討する際にはこのことを考慮すべきである。

**不安障害を持つ被験者における効果**　不安障害と診断された患者におけるCBDの抗不安作用について調べた研究はこれまでに3件報告されている。その一つは二重盲検プラセボ対照試験で、治療を受けたことのない社会不安障害患者24人にSPS

試験を受けさせた。CBD（600mg、経口カプセル）は不安を軽減し、参加者の不安スコアを健常対照者と同等のレベルに回復させた（Bergamaschi, Queiroz, Chagas *et al.*, 2011）。さらに、ある精神科クリニックで行われた大規模な後ろ向き症例集積研究では、不安障害と診断された患者47人に補助療法としてCBDを投与（25～175mg/day、3か月間、経口カプセル）した結果が分析された。治療の最初の1か月間に、CBDは患者の80%で不安スコアを低下させ、3か月後の追跡調査でも不安スコアは低いままであった（Shannon *et al.*, 2019）。症例数が少なく、（後ろ向き症例集積研究には）プラセボ対照がないため、この研究の結果は慎重に解釈すべきである。

不安の治療薬としてのCBDについては、多数の臨床試験が進行中である（www.clinicaltrials.gov）。うち2件の試験（NCT02548559およびNCT04286594）では、成人における不安の治療薬としてCBDの経口スプレー（10mg、一日3回、4週間、または15mg、一日2回、6週間）の効果を評価する。別の臨床試験（NCT03549819）は、不安障害と診断された成人の治療を目的としてCBD（200～800mg/day、経口カプセル）を評価するものである。まさにこれらの臨床試験は、不安障害患者における長期的なCBD投与の効果を理解するのに役立つであろう。

**精神科の患者における効果**　これまでのところ、CBDが精神科の患者の不安障害に及ぼす効果を調べた研究は1件しかない。この無作為化二重盲検プラセボ対照試験（Appiah-Kusi *et al.*, 2020）では、精神症発症のリスクが高い不安障害患者32人を対象に、人前で話すストレスに対する神経内分泌反応および不安反応をCBDが正常化できるかどうかを調べた。プラセボを投与した場合、これらの患者は健常者と比較して、SPSに対して異常な神経内分泌反応および心理学的反応を示したが、CBD（600mg、経口カプセル）を7日間投与すると、精神症のリスクが高いこれらの被験者において、SPSに対する異常な反応を部分的に正常化させた。この研究結果は、CBDが精神症リスクの高い精神科の患者の不安を軽減し、異常な神経内分泌反応を正常に戻す可能性があることを示唆しており、今後の研究の必要性を裏付けている。

**パーキンソン病患者における効果**　近年行われた無作為化二重盲検プラセボ対照ク

ロスオーバー臨床試験では、CBD（300mg、経口カプセル）が、SPS 試験を受けるパーキンソン病患者 24 人の不安徴候および不安症状を減少させることが示された（de Faria *et al.,* 2020）。この結果は、パーキンソン病患者が不安を感じる出来事に対処するのを助けるのに CBD が役立つ可能性を示唆している。ただし、この集団における長期的 CBD 投与の有効性は不明である。ここでも、症例数が少ないために、結果の解釈には限界がある。

**ヒトにおける作用機序**　CBD が脳内でどのように作用してヒトの不安を軽減するのかについての研究論文はほとんどないが、これまでの研究で、不安に関与する重要な脳領域は、眼窩前頭野皮質、帯状皮質、側頭葉内側部、島などの辺縁系・傍辺縁系領域であることが明らかにされていることから、イメージング技術を用いて、CBD がこれらの不安関連脳領域の活性をどのように変化させるかを明らかにする研究が行われた。

健康な成人ボランティア 10 人を対象とした二重盲検プラセボ対照クロスオーバー試験（Crippa *et al.,* 2004）では、CBD（400mg、経口カプセル）とプラセボの作用を、安静時の脳局所血流量で比較した。これは、脳領域が活性化されると血流量が増加するためである。CBD は、神経画像撮影中の被験者の不安感を減少させた。既知の不安治療薬の抗不安作用と同じように、CBD は主に、不安に関与する脳領域である大脳辺縁系および傍辺縁系皮質領域で安静時脳血流量を変化させることがわかった。社会不安障害の未治療患者を対象とした追跡試験では、CBD（400mg、経口カプセル）投与後に、大脳辺縁系および傍辺縁系領域で同様の作用が認められた（Crippa *et al.,* 2011）。これらの結果は、CBD が脳内で、他の抗不安治療薬と似た形で脳の活動を調節しており、既知の不安関連脳領域でそれが起こっていることを示している。

これまで、ヒトを対象とした神経画像研究では、大脳辺縁系の特定の部位（前帯状皮質と扁桃体）が恐怖や不安に応じて同時に活性化されることが示唆されている。15 人の健常ボランティアを対象とした無作為化二重盲検プラセボ対照試験では、機能的磁気共鳴画像法（fMRI）スキャン中に（異なるレベルの不安感を引き起こす）顔の写真を見ている被験者に対する CBD の効果を調べた。CBD（600mg、経口カプセル）は、恐怖を表す顔の写真を見ている被験者の前帯状皮質と扁桃体間の結合性を低下させ（Fusar-Poli *et al.*, 2010）、辺縁系の結合性の変化がCBDの効果を判断する上で重要であることを示唆している。しかし、CBDがどのようにして脳内でこの作用を発揮しているのか、また、その作用が、CBDの用量や、不安を誘発するために用いられる刺激にどのように依存するのかを理解するためには、さらなる研究が必要である。

## 結論

CBDが不安症状の改善に有益であることを示唆するエビデンスはわずかながら存在するが、このエビデンスには方法論的な課題がある。事例報告やアンケート調査からは、実際にCBDが一般の人々によって不安症状の管理のために使用されていることがわかる。現在進行中の臨床試験は、用量範囲を拡大し、CBDを毎日、かつ長期的に投与した場合に、不安症状の軽減効果を維持できるかどうかを評価することを目的としている。不安障害の患者および医師が、十分な情報を得た上でCBDの使用についての決定を下すことができるように、さらなる研究が極めて重要である。また医師（および患者）は、期待効果と、それがCBDの不安軽減効果の認識にどのように影響するかについても留意する必要がある。

# 9
# PTSD、うつ病、睡眠

心的外傷後ストレス障害（PTSD）、うつ病、睡眠は密接に関連し合っている。心的外傷イベントを経験した後、一部の人はPTSDを発症する。そのうち約半数は大うつ病性障害（MDD）にも罹患する。さらに、PTSD患者の90％もの人は、悪夢などの睡眠障害も報告している。これらの患者には、このような複数の症状を緩和できる多標的治療が有益であり、CBDにはそれができる可能性がある。本章では、PTSD、うつ病、睡眠に対するCBDの医療効果のエビデンスについて考察する。

## CBDとPTSD

兵士、被虐待児、家庭内暴力に遭っている女性は、しばしばPTSDを発症する（Goldstein *et al.*, 2016）。PTSDは、睡眠障害、原因となった出来事の再体験、うつや不安などの気分障害、社会的交流の減少といった症状が特徴である。トラウマを経験すると、環境的・内面的なきっかけとトラウマ体験のネガティブな結果が結びつき、トラウマ的な記憶が生み出され、固定されると考えられている。したがって、PTSDは学習および記憶の障害とみなされる（Bowers and Ressler, 2015; Ross *et al.*, 2017）。PTSD患者は、情動記憶または忌避記憶を固定または想起する可能性が高く、トラウマを想起させる環境要因と体験したトラウマのつらさとの関連を適切に消滅させる能力が損なわれている（Careaga, Girardi, and Suchecki, 2016を参照のこと）。PTSD患者はしばしば不安障害、うつ病、睡眠障害、および物質使用障害を併発し、治療がさらに複雑化する。

## CBDとPTSD――前臨床研究

今のところ、広く認められたPTSDの動物モデルはないが、げっ歯類における恐怖条件付け試験が、記憶形成の過程（記憶の獲得、固定化、想起、再固定化、消去の段階を含む）を理解するために使用されている（LeDoux, 2000; Maren and Quirk, 2004）。恐怖条件付け試験では、たとえば音といったニュートラルな刺激（条件刺激）と、軽いフットショックのような不快な刺激（無条件刺激）を関連づける。関連づけが行われた後、げっ歯類は条件刺激（音）が無条件刺激（フットショック）につながることを学習する。条件刺激に続いて無条件刺激が（たとえば音に続いてフットショックが）1回以上起こると、この関連性が行動反応（たとえば、すくみ行動）や生理反応（たとえば、心血管系応答）を引き起こすようになる。この関連性があるがために、単に条件刺激（音）を提示するだけで、すくみ行動という反応（条件反応）が誘発されるのである。恐怖消去とは、条件刺激のみを、無条件刺激の追随なしに繰り返し呈示することによって、先に学習した関連性を徐々に減弱させることである。これにより、元の恐怖反応を抑制する新たな記憶が生まれる。この過程は、人間の患者に対して医師が用いる疑似体験療法の過程に類似している（疑似体験療法では、患者は恐れる状況または刺激［条件刺激］を繰り返し経験するが恐れている結果［無条件刺激］は起こる可能性が低いことを学び、最終的に恐怖が軽減される）。この後述べるように、CBDを使って記憶形成のさまざまな段階に干渉する可能性についての研究が、このモデルを用いて行われている。

条件付けの前または後に、CBDを恐怖神経回路の脳領域に直接注入すると、恐怖記憶の符号化を減少させる（Levin *et al.*, 2012; Norris *et al.*, 2016; Stern *et al.*, 2017; Rossignoli *et al.*, 2017; Raymundi *et al.*, 2020）。つまりCBDは恐怖記憶の構築を妨げるのである。残念ながら、恐怖記憶の形成を阻害することは、PTSDの治療法として臨床的に有益、あるいは望ましいとは言えないが、戦闘経験のある退役軍人などの特別な集団に対する予防的治療と考えることはできるであろう。

恐怖反応の軽減は、学習性恐怖表出の減弱と呼ばれることもあり、げっ歯類ではすくみ行動の頻度の低下によって示される。CBDの全身投与はこの、学習された恐怖表出を減少させる（Resstel *et al.*, 2006; Lemos, Resstel, and Guimaraes, 2010; Jurkus *et al.*, 2016; Song *et al.*, 2016）。CBDはまた、恐怖回路の脳領域に直接送達された場合にも、学習された恐怖表出を減少させ（Lemos, Resstel, and Guimaraes,

2010; Gomes, Resstel, and Guimaraes, 2011; Gomes *et al.*, 2012; Fogaca *et al.*, 2014)、この作用は5-$HT_{1A}$受容体を介していると思われる(Gomes *et al.*, 2012)。

いったん記憶が形成され、長期記憶に変換(記憶固定)されると、これらの記憶は想起が可能であり、また再固定と呼ばれる過程によって活発に訂正が加えられる。再固定は、すでに長期記憶に蓄えられている記憶を維持し、強化し、変化させる。この再固定のプロセスは、記憶想起後にCBD処置を行うことによって阻害できる(Stern *et al.*, 2012; Stern *et al.*, 2015; Murkar *et al.*, 2019)。

最後に、CBDの全身投与とストレス回路の脳領域へのCBDの直接注入は、恐怖消去を増進させる(Do Monte *et al.*, 2013; Bitencourt, Pamplona, and Takahashi, 2008; Song *et al.*, 2016)が、最近ある研究グループが、CBDはPTSDの捕食者脅威動物モデルを用いた場合には条件付け恐怖記憶の消去を増進しないことを示している(Shallcross *et al.*, 2019)。CBDの恐怖消去効果に関するこうした相反する結果については、さらに研究を行うべきである。また、恐怖学習に対するCBD(10mg/kg、i.p.)の効果を検証した研究は、雌マウスを用いて、一般的なPTSDのSSRI治療薬シタロプラムと比較した1件があるのみである(Montoya, Uhernik, and Smith, 2020)。シタロプラムと同様に、CBDは雌マウスの恐怖記憶の形成や想起は阻害しなかったが、恐怖消去を増強した。

全臨床研究の結果を総合すると、CBDは、トラウマ的記憶の形成におけるさまざまな段階を阻害することが示唆されている。CBDはトラウマによる恐怖記憶の形成、表出、および再固定化を減少させ、これらの恐怖記憶の消滅を促進する可能性もある。

## CBDとPTSD――臨床研究

**健常ボランティアにおけるCBDと恐怖条件付け** Dasらによる、恐怖条件付け試験(無条件刺激として短時間の電気ショックを与える)を用いた二重盲検プラセボ対照試験において、健常被験者48人をCBD(32mg、吸入)に暴露させたところ、CBDは恐怖消去を増進し、恐怖反応を減弱させた(Das *et al.*, 2013)。これらのデータは、CBDが嫌悪記憶処理の複数の段階を調節し得ることを示唆しているが、この結果は比較的少数の健常被験者におけるものであり、臨床的有用性は示されていない。

**CBD と PTSD 患者**　ヒトを対象とした研究に共通する限界は、サンプルサイズが小さいことである。症例報告は1人の患者のみを観察対象としており、サンプルサイズによる有意なバイアスを生じている。40% に及ぶ PTSD 患者が物質使用障害も抱えている（Jacobsen, Southwick, and Kosten, 2001）ため、併存疾患のない PTSD 患者の被験者を集めるのは困難であることが多い。これらの患者は治療成績が不良であることが報告されているため（Bowe and Rosenheck, 2015）、彼らをこのような試験に組み入れることが重要である。

3週間にわたって PTSD の治療を受けた 80 人の退役軍人を対象に行われた無作為化二重盲検プラセボ対照クロスオーバー試験では、3種類の異なる大麻品種——高 THC（THC 12%、CBD 0.05% 未満）、高 CBD（CBD 11%、THC 0.5%）、THC + CBD（THC 7.9%、CBD 8.1%）——の有効性をプラセボと比較した（Bonn-Miller *et al.*, 2021）。プラセボ群を含むすべての治療群で PTSD の重症度の改善が認められたが、プラセボ群と他の群との間に差は認められなかった。この結果は、強いプラセボ効果の存在を示しており、さらなる研究の必要性を浮き彫りにするものである。

これまでのところ、PTSD 患者の CBD 使用について報告した論文は数えるほどしかない。一つめは、不安および睡眠障害を治療するために CBD（オイル 25mg、スプレー 6 ～ 12mg、毎日）を5か月間使用した 10 歳の PTSD 患者の症例報告である（Shannon and Opila-Lehman, 2016）。CBD は不安を軽減し、患者の睡眠の質と量をともに改善した。成人 PTSD 患者 11 人を対象に CBD（25 ～ 100mg カプセルおよび／または 1 ～ 16mg スプレー、8週間、補助療法として普段の薬物療法および心理療法と併用）の効果を調べた後ろ向き症例集積研究でも同様の結果だった（Elms *et al.*, 2019）。患者の 91% で8週間の治療後に PTSD 症状の改善がみられ、一部の患者では PTSD の一般的な症状である悪夢の減少も報告された。CBD は補助療法として用いられたため、CBD 以外の薬物療法がこれらの患者の治療転帰に及ぼした影響を評価することはできない。

最後に、激しい性的暴行を受けた直後の 15 歳に CBD（300mg、経口カプセル、7日間）が投与された事例（Bolsoni *et al.*, 2019）では、CBD の単回投与後、患者は暴行を回想すると依然として不安尺度が上昇したが、7日間毎日 CBD を投与した後では、患者は暴行を思い出しても不安スコアが上昇しなくなった。この結果は、

CBDがトラウマとなる記憶の再固定化を阻害した可能性を示唆する。CBDの投与は、この患者のPTSDの発症を予防することはできなかったが、長期的なPTSDの症状を軽減したと思われることに留意することが重要である。ただしこれらの試験は無作為化二重盲検プラセボ対照試験ではなく、結果にバイアスがかかっている可能性はある。今後さらにPTSD患者を対象とした二重盲検プラセボ対照臨床試験が実施されるまでは、PTSD患者に対するCBDの効果について断定することはできない。

現在、VA San Diego Medical Centerにおいて、PTSDを患う米軍退役軍人136人を対象に、持続エクスポージャー療法（消去学習に頼る心理療法の一種）の補助療法としてCBDを16週間併用した場合の効果を評価する無作為化二重盲検プラセボ対照臨床試験（www.clinicaltrials.gov、NCT03518801）が実施されている。現時点では用量に関する情報はないが、3か月後まで追跡調査が行われる。さらに、PTSD患者120人を対象に、CBD（300mgのオイル、8週間毎日）を単独使用の場合、あるいはトラウマにフォーカスしたグループ認知行動療法の補助療法として併用した場合の効果を調べる二重盲検プラセボ対照臨床試験（NCT04197102）も実施されており、最長3か月間の追跡が行われている。この2つの臨床試験の結果は、PTSDの補助治療としてCBDを使用する際の、最適な用量および投与スケジュールを明らかにするのに役立つはずである。

### CBDとPTSD——結論

前臨床研究は、CBDが恐怖記憶の形成、表出、および再固定化を阻害し、また恐怖記憶の消去を助ける可能性があることを示唆している。PTSD患者を対象にCBDの効果を検討した数少ない臨床研究では、質の高いエビデンスは得られていない。現在進行中の、適切に管理された臨床試験が、PTSD患者に対するCBDの効果を解明するのに役立つであろう。

## CBDとうつ病

大うつ病性障害（Major Depressive Disorder：MDD）は、抑うつ気分または快感消失（通常は楽しい体験に楽しさを感じることができない）が少なくとも2週間にわたって持続することを特徴とする気分障害である。睡眠や食事の調節障害、精神運動の変化、罪悪感、一部の患者では自殺念慮を伴う。大うつ病性障害は世界中で何百万人もの人々が罹患しており、MDDと診断された患者のほぼ半数は不安障害の診断も受けており、その多くは抑うつに伴う不安症状を報告している（Kessler *et al.*, 2015）。

現在の抗うつ薬治療は、気分が改善し始めるのに数週間かかることがあるため、その効果には限界があり（Cipriani *et al.*, 2018）、うつ病治療のための、より効率的な新薬の研究が行われている。前臨床エビデンスから、CBDは抗うつ様作用を急速にもたらし、それが長期間持続することが示唆されており、治療法の、あるいは補助療法の候補として、医療施設で評価するのが望ましいだろう。アンケート調査は、CBDユーザーがうつ病をCBD使用の目的と認識していることを示している（Corroon and Phillips, 2018; Tran and Kavuluru, 2020）。

## CBDとうつ病——前臨床研究

うつ病は、精神症状・行動に表れる症状・生理的症状を伴う多面的な疾患であり、げっ歯類でのモデル化が困難である。そのため、新たな治療薬の可能性をスクリーニングするには、臨床的に有効であることがわかっている抗うつ薬の作用を確実に検出できる行動試験を用いる。強制水泳試験（FST）および尾懸垂試験（TST）は、前臨床段階のうつ病研究で最も頻繁に用いられる実験方式であり、いずれも被験動物が、ストレスの多い状況から逃れようとする最初の試みの後、そのような逃避の試みをやめて動かなくなる（すなわち学習性無力感を示す）という事実を根拠としている。FST（Porsolt, Le Pichon, and Jalfre, 1977）では、ラットは水で満たされた円筒容器の中に入れられ、そこから逃げることができない。ラットは最初のうちは活発に泳ぐが、その後じっと動かなくなる。代表的な抗うつ薬はこの無動状態を減少させる（Porsolt *et al.*, 1978）。TST（Steru *et al.*, 1985）では、マウスは尻尾で吊り下げられ、最初は逃げようとするがやがてその試みをやめ、動かなくなる。代表的な抗うつ薬はこの無動状態を減少させる。

FSTを用いて最初にCBDの抗うつ作用を評価したのはZanelatiらである（Zanelati *et al.*, 2010）。その結果、CBDには用量依存性の抗うつ様作用があり、用量30mg/kg（i.p.）でマウスの無動時間を効果的に短縮した。同様に、El-Alfyら、およびFlorensa-Zanuyらは、FSTまたはTST、あるいはその両方において、CBD（30および200mg/kg、i.p.）が抗うつ様作用を示し、またCBD（30mg/kg）は快楽増強作用を示すことを明らかにした（El-Alfy *et al.*, 2010; Florensa-Zanuy *et al.*, 2021）。フッ素化CBD誘導体は、FSTにおいてより強力な抗うつ作用を有すると思われる結果を示し、わずか3mg/kg（i.p.）という低用量でマウスに有効であった（Breuer *et al.*, 2016）。重要なのは、CBD（3および30mg/kg、i.p.）の抗うつ様作用は、少なくとも14日間の投与によっても維持されると思われ（Schiavon *et al.*, 2016; Reus *et al.*, 2011; Sales *et al.*, 2019）、CBDの長期投与は、げっ歯類のうつ様症状を、耐性の発現を伴わずに軽減できる可能性が示唆された点である。最後に、うつ病に関連した脳領域にみられる後世的変化（たとえばDNAのメチル化など）（詳しくはMelas *et al.*, 2021を参照のこと）は、マウスにおいてはCBDの投与によって逆転させることができる（Sales, Guimarães, and Joca, 2020）。

研究からは、セロトニン作動系の機能不全が大うつ病性障害の根底にある可能性が示唆されている。げっ歯類におけるCBDの抗うつ様作用は、5-$HT_{1A}$受容体拮抗薬を投与することによって阻害され、このことは、5-$HT_{1A}$受容体の活性化がCBDの抗うつ様作用を媒介することを示唆している（Zanelati *et al.*, 2010; Chaves *et al.*, 2021）。実際に、マウスを使ったFSTにおいて、無効量のCBD（7mg/kg、i.p.）と無効量の標準抗うつ薬フルオキセチンを同時に投与すると、フルオキセチンの効果が増強された（Sales *et al.*, 2018）。この研究グループはまた、セロトニン合成の阻害（その結果、セロトニン濃度が低下する）がFSTにおけるCBDの作用を消失させることを示し、CBDの抗うつ様作用は（少なくともFSTにおいては）中枢神経系のセロトニン濃度に依存しているらしいことを示唆している。CBDの投与（100mg/kg、7日間）は、海馬のセロトニン濃度を上昇させた（Abame *et al.*, 2021）。これらの結果は、CBDが、セロトニン濃度を回復させるための、現行の抗うつ薬による治療の補助治療として評価できることを示唆している。

他の動物モデルを用いたうつ病研究も、CBDの抗うつ様作用を裏付けている。そうしたモデルの一つである学習性無力感モデルは、逃避不可能なショックに暴露させて逃避能力の低下を誘発させるが、これは抗うつ薬の投与によって軽減できる。CBD（30mg/kg、i.p.）は、このモデルでもラットに対して抗うつ様の効果を発揮した（Sales *et al.*, 2019）。さらに、遺伝子改変マウス（嗅球摘出モデル）および選択的交配による遺伝子マウスモデル（Flinders Sensitive Line：FSL および Wistar-Kyoto：WKY）を用いた実験でも、CBD は抗うつ様作用あるいは快楽増強作用、またはその両方を示した（Linge *et al.*, 2016; Shoval *et al.*, 2016; Sales *et al.*, 2019; Shbiro *et al.*, 2019）。さらに、CBDA のメチル化版である HU-580 も、FSL および WKY ラットにおいて抗うつ様作用を示した（Hen-Shoval *et al.*, 2018）。これらの結果を総合すると、CBD の抗うつ様作用はさまざまな種・系統のげっ歯類を使った数多くの前臨床モデルで示されており、これは今後の臨床試験の指針となり得る有望な結果である。

### CBD とうつ病——臨床研究

現在のところ、うつ病患者に対する CBD の効果を調べた、適切に管理された臨床試験は行われていない。実験データは不足しているものの、最近公表されたオンラインアンケート調査の結果は、CBD を使用している人の約 15% が、抑うつ症状に対して CBD を使用していることを示している（Corroon and Phillips, 2018）。このことは、CBD がうつ病の管理に使用されていることを示唆しているが、ただしこれらは必ずしも臨床的にうつ病と診断された患者ではない。

重度のうつ病、社交不安障害、自己愛性パーソナリティ障害、および複数種の物質使用障害（大麻、コカイン、エクスタシー）があり、抗うつ薬が奏効しない 16 歳の男性に関する症例報告（Laczkovics *et al.*, 2020）では、CBD の投与（100 ～ 600mg、経口カプセル、8 週間）によりうつ病および不安症状が改善した。なお、CBD の投与とともに抗うつ薬の使用は中止された。

上記以外で CBD とうつ病に関して発表されている唯一の研究（Solowij *et al.*, 2018）は、医療機関にかかっていない 20 人の大麻常用者を対象に、CBD の投与（200mg、経口カプセル、10 週間）によって精神症状を回復させることができるかどうか（ベースライン測定値と 10 週目の測定値を比較）を調べたものである。被験者は、10 週間の CBD 投与後、うつ病および精神症様症状が大幅に減ったと報告している。この結果を理解するためには、より大きなサンプルサイズで適切に管理された RCT が必要である。

### CBDとうつ病――結論

CBDがげっ歯類モデルにおいて抗うつ様作用を有する可能性を示す前臨床研究は相当数存在するが、現在のところ、臨床研究として発表されているのは症例研究のみであり、ヒトのうつ病におけるCBDの効果を検討した、適切に管理された臨床試験は行われていない。

## CBDと睡眠

睡眠は、心身の健康に重要な役割を果たしている。我々は眠ることで心身をリラックスさせ、回復させることができ、また記憶を長期記憶化させるためにも睡眠は重要である。睡眠の過程には、非急速眼球運動（ノンレム、静睡眠）と急速眼球運動（レム、動睡眠）があり、どちらも重要な睡眠相である。不眠症は、安静感や回復感をもたらすのに十分な睡眠を得ることができない状態であり、一般集団において最も多くみられる睡眠障害愁訴である。睡眠不足は、気分変動、うつ、不安、さらには心血管疾患など、健康に悪影響を与える可能性がある。

睡眠および睡眠障害を研究する者にとって重要なのは、睡眠潜時とレム睡眠潜時である。睡眠潜時（消灯後、実際に入眠するまでの時間）は、睡眠の質を評価する上で最も重要なパラメータであると考えられる。一方レム睡眠潜時とは、入眠からレム睡眠の最初の発現までの時間であり、したがって睡眠潜時に依存する。レム睡眠潜時の変化は睡眠障害のマーカーとなり得る。

大麻使用者では、大麻使用によって睡眠が改善したと報告する者が多い（Walsh *et al.*, 2013）。嗜好目的での大麻使用者の25％が、リラックスと睡眠を助長するために大麻を使用していると報告している（Lee, Neighbors, and Woods, 2007）。50歳以上の慢性疼痛患者では、大麻が夜間の睡眠維持に全体的にプラスの効果をもたらすことが報告されている（Sznitman *et al.*, 2020）。このように自己報告された、大麻草全草が睡眠に与えるポジティブな効果が、THCによるものなのか、CBDによるものなのか、あるいはその両方によってもたらされているのかを明らかにすることが、治療において重要であると思われる。THCは睡眠潜時を短縮することが示されている（Cousens and DiMascio, 1973）。一方、CBD含有量が高い（したがってTHC含有量が低い）大麻品種を使用した者は、不眠症状と睡眠潜時の延長を報告している（Belendiuk *et al.*, 2015）。さらにこの研究では、THC 含有量の低い品種を使用している者の方が、睡眠薬を必要とすることが多かった（Belendiuk *et al.*, 2015）。最後に、緩和ケアを受けているがん患者を対象とした比較研究では、高 THC 大麻品種を使用した患者の方が（高 CBD 品種または混合品種よりも）睡眠時間の改善が示された（Aviram *et al.*, 2020）。これらの結果を総合すると、一般的に、CBD は睡眠潜時を長くし、覚醒状態を促進する可能性があり、THC は睡眠潜時を短縮し睡眠を促進する可能性があることを示唆している。医療大麻患者の間では、CBD（または高 CBD の大麻品種）は日中、THC（または高 THC の大麻品種）は夜間に使用する傾向があるのは、これが理由である可能性がある（Piper, 2018）。

### CBD と睡眠――前臨床研究

前臨床研究では、CBD が睡眠を調節することが示されているが、その作用は用量依存的であると思われる（詳しくは Murillo-Rodriguez *et al.*, 2014 を参照のこと）。げっ歯類を使って CBD の影響を初めて研究したのは Monti である（Monti, 1977）。この初期の試験では、中用量の CBD（20mg/kg、i.p.）は睡眠潜時を短縮した（睡眠時間および起きている時間には影響がなかった）が、高用量（40mg/kg、i.p.）では睡眠時間を延長させ（て起きている時間を短縮させ）、睡眠潜時を短縮した。いずれの用量でも、レム睡眠時間または潜時は変化させず、CBD を 15 日間投与すると、睡眠に対する CBD の効果への耐性が発現した。より最近の研究では、CBD（10 および 40mg/kg、i.p.）を投与したラットでは総睡眠時間の割合が増加したが、低用量（2.5mg/kg、i.p.）では効果がないことが示されている（Chagas *et al.*, 2013）。さらに、中用量の CBD（10mg/kg、i.p.）ではレム睡眠潜時が短縮したが、高用量（40mg/kg、i.p.）では長くなった（Chagas *et al.*, 2013）。低用量の CBD（2.5mg/kg、i.p.）はレム睡眠潜時を変化させなかった（Chagas *et al.*, 2013）。さらに、強力なメチルエステル型 CBDA である HU-580（1.0 または 100μg/kg、i.p.）は、げっ歯類の覚醒時間を延長させたが、レム睡眠には影響を及ぼさなかった（Murillo-Rodriguez *et al.*, 2020）。CBD の全身投与がげっ歯類の睡眠およびレム睡眠に及ぼすこうした用量依存的な影響は一般に、高用量の CBD は睡眠を促進し、低用量は覚醒を促進することを示唆している。治療に最適な用量を決定するためには、さらなる研究が必要であることは確かである。

CBDを全身投与した場合にみられる、この一見相反する作用についてさらに明らかにするため、Murillo-Rodriguezらは、血液脳関門を回避してCBDを脳全体に分布させるために、脳室内注入（i.c.v. infusion）により脳室内の脳脊髄液に直接CBDを注入した。脳室内注入した場合、CBD（10μg/5μL）は覚醒時間を延長し、レム睡眠を短縮した。さらに、こうした覚醒作用は、覚醒を引き起こすのに関与することがわかっている脳領域、視床下部および背側縫線核のニューロンの活性化によるものと思われた（Murillo-Rodriguez *et al.*, 2006, 2008）。

CBDの覚醒作用の作用機序は未だ研究の途上であるが、ラットにCBD（10μg/1または5μL、i.c.v.）を投与すると、視床下部から直接投射を受けて睡眠を調節する脳領域である側坐核のドーパミンの細胞外濃度上昇を促進することから、ドーパミン系の関与が示唆されている（Murillo-Rodriguez *et al.*, 2006, 2011）。CBDの全身投与（0、5、10、30mg/kg、i.p.）は、覚醒状態の制御に関連する脳領域である前脳におけるアセチルコリンの細胞外濃度上昇を促進する（Murillo-Rodriguez *et al.*, 2018）。さらに、HU-580の全身投与（1および100μg/kg、i.p.）は、側坐核におけるドーパミンおよびセロトニンの細胞外濃度、ならびに前脳におけるアセチルコリンの細胞外濃度の上昇を促進する（Murillo-Rodriguez *et al.*, 2020）。要約すると、CBD（およびHU-580）は、げっ歯類において覚醒を促進すると考えられ、これは覚醒に関与する神経化学物質の細胞外濃度の上昇を介して起きる可能性が高い。

思春期における慢性的なCBD暴露が睡眠に及ぼす影響についても研究が行われている。思春期のラットにCBD（5または30mg/kg、i.p.）を14日間投与すると、成体になってからの覚醒時間が長くなり、点灯中のレム睡眠が減少した（Murillo-Rodríguez *et al.*, 2021）。また消灯中には覚醒時間が短縮され、徐波睡眠が増加した。これらのラットはまた、全断眠後の回復睡眠時間に変化がみられた。睡眠調節に対するCBDの作用機序を明らかにするためには、さらなる実験が必要である。CBDがげっ歯類において睡眠に及ぼす用量依存的な作用は、低～中用量と高用量では作用機序が異なるためである可能性がある。さらに、これらの前臨床モデルにおいて、睡眠に対するCBDの効果が慢性的な投与によっても維持されるかどうかを検討する研究や、CBDへの早期暴露についてのさらなる研究も重要である。

### CBD と睡眠——臨床研究

**健常ボランティアにおける CBD と睡眠**　一握りの臨床試験から得られるエビデンスを総合すると、健常ボランティアの睡眠に対し、CBD は用量依存的な効果がある可能性が示唆される。すなわち、高用量の CBD（600mg、経口カプセル）は鎮静効果を誘発する（Zuardi *et al.*, 1993）か、または睡眠について何ら効果を示さなかった（300mg、経口カプセル）（Linares *et al.*, 2018）。一方、低用量（15mg、口腔粘膜スプレー）は覚醒を助長したか、睡眠に対して何ら効果を示さなかった（5mg、口腔粘膜スプレー）（Nicholson *et al.*, 2004）。このことは、CBD が用量依存的な覚醒作用を有する可能性を示唆している。健康な被験者において、CBD の用量によっては睡眠に対する効果がないということは、CBD の有益な効果は、睡眠サイクルに調節異常をきたしている者においてのみ発揮される可能性を示唆する。

事実、寝付きが悪かったり夜間ぐっすり眠れないなどの睡眠障害を有する患者では、中用量の CBD（160mg、経口カプセル）が総睡眠時間を増加させ、夜間の睡眠中断を減少させた（Carlini and Cunha, 1981）。最後に、慢性疼痛患者では、低用量の CBD（30mg/day、8 週間、経口カプセル）により睡眠の質が改善した（Capano, Weaver, and Burkman, 2020）が、これが睡眠自体の改善によるものか、背後にある疼痛の改善によるものかは明らかでない。

**CBD と睡眠障害患者**　睡眠障害全般に対する CBD の効果を報告した研究は 1 件のみである。何らかの睡眠障害と診断された精神科の患者 25 人を対象に行われた後ろ向き症例集積研究では、CBD（25 ～ 175mg/day、3 か月間、経口カプセル）を補助療法として投与した（Shannon *et al.*, 2019）。治療開始から 1 か月間は、CBD により 67% の患者の睡眠が改善され、3 か月目の追跡調査でも睡眠は改善されたままであった。

ナルコレプシーの患者は、日中の過度の眠気および脱力発作（突然かつ不随意の筋力低下または麻痺）が生じる。ナルコレプシーの症状を管理するための治療薬は覚醒を誘発する化合物であることから、低用量の CBD がこれらの患者に対する治療法となり得る可能性が示唆される。ナルコレプシーのげっ歯類モデルを用いた実験において、CBD（5mg/kg、i.p.）は、これらの動物が典型的に示す眠気を効果的に阻害した（Murillo-Rodriguez *et al.*, 2019）が、ナルコレプシーに対する CBD の使用を評価した臨床試験は行われていない。

**CBDとPTSDによる睡眠障害**　PTSD患者は往々にして、過覚醒、睡眠困難、悪夢、レム睡眠障害を報告する。レム睡眠の異常を示す者も多い。PTSD患者が示すレム睡眠の変化をげっ歯類でシミュレートするため、Hsiaoらは、ラットに対して不安試験を繰り返すことで不安誘発睡眠障害を生じさせ、扁桃体にCBDを注入（0.5および1μg）するとレム睡眠の不安誘発抑制を阻害することを明らかにした（Hsiao *et al.*, 2012）。この結果は、PTSD患者の症例報告（Shannon and Opila-Lehman, 2016）で、CBDの投与（25mgのオイルと6～12mgのスプレー、5か月間毎日）により不眠症と睡眠障害が改善されたのと一致している。

**CBDとパーキンソン病による睡眠障害**　レム睡眠行動障害はパーキンソン病によくみられる症状で、夢の中での行動が実際に表出されてしまうのが特徴である。患者は睡眠中に実際に四肢を動かし、発話したり、何かを叩いたり殴ったりすることがある。Chagasらは、パーキンソン病の成人患者4人を対象に、レム睡眠行動障害の症状軽減におけるCBD（一日に75～300mgを6週間）の効果を検討した（Chagas *et al.*, 2014）。結果、CBDはレム睡眠中の行動を減少させることに成功し、4人の患者のうち3人では症状が完全に消失した。第2/3相二重盲検プラセボ対照臨床試験では、レム睡眠行動障害患者33人を対象に、CBD（75～300mg）を12週間にわたって投与し、その効果を調べた（de Almeida *et al.*, 2021）。レム睡眠行動障害の症状の発現頻度は減少しなかったが、CBD投与群では4週目から8週目にかけて、平均睡眠満足度がプラセボと比較して有意に改善した。単一施設試験であること、サンプル数が少ないこと、血中CBD濃度が不明であることなど、この研究には限界があるため結果の解釈が困難であり、パーキンソン病患者の睡眠障害に関して適切な比較臨床試験を行う必要性が浮き彫りにされている。

### CBDと睡眠――結論

CBDと睡眠に関する研究は始まったばかりである。現在までのところ、前臨床研究および初期の臨床研究からは、CBDには睡眠に対して二相性の作用があることが示されている。すなわち、低用量のCBDは覚醒を促進する刺激作用を有するが、高用量のCBDは睡眠を促進する抑制作用を有する可能性がある。このことは、低用量のCBDが持つ覚醒促進作用はナルコレプシー（日中の過度の眠気）の治療に有益である可能性を示唆している。これまでに行われた数少ない臨床試験は、被験者数が少なく、治療期間および追跡期間が短く、適切なプラセボ対照がないため、その結果の解釈は慎重になされるべきであり、また、睡眠障害および睡眠障害に対するCBDの効果に関するさらなる研究が必要であることが浮き彫りにされている。CBDは用量依存的に睡眠に影響を及ぼす可能性があるため、求める効果（覚醒または睡眠の促進）を得るためには用量の最適化が重要な検討課題である。

## 結論

前臨床的および臨床的エビデンスの中には、CBDがPTSDおよびうつ病の症状を改善し、覚醒を促進するための治療薬になる可能性を示唆するものがある。無作為化臨床試験によるデータは不足しているものの、事例報告によれば、CBDは実際にこれらの疾患を管理するために一般大衆によって使用されている。これらの疾患に対するCBDの効果をより綿密に調べ、できれば治療量の幅を特定し、毎日投与してもその効果が持続されるかどうかを明らかにするためには、現在進行中のものを含め、ヒトを対象に、適切に管理された臨床試験が必要である。これらの疾患に対する治療法（または補助的治療）としてのCBDの使用に関して、患者および医師が十分な情報を得た上で決定を下すことができるようにするために、さらなる研究が極めて重要である。

# 10
# 精神症（サイコーシス）と統合失調症

精神症というのはさまざまな精神状態からくる症状を総合して指す言葉であり、ある特定の疾患ではない。精神症患者は現実とのつながりが失われ、妄想（誤った思い込み）や幻覚症状（存在しないものが見えたり聞こえたりする）があり、ときにまったく不適切な言動がみられる。精神症の症状は統合失調症や双極性障害の躁病期にみられるが、妄想症、産後精神病、またさまざまな人格障害でも生じることがある。あるいは大麻などの薬の使用によって急性の精神症反応を起こすこともある。米国精神医学会が発行する「精神疾患の分類と診断の手引（Diagnostic and Statistical Manual of Mental Disorders）第5版（DSM-5）」には、最も軽度な病態であるシゾイドパーソナリティ障害から最も重度の病態である統合失調症まで、精神症には連続するスペクトラムがあることを強調している。精神症はまた、これらの疾患における精神神経障害が有するさまざまな側面の一つにすぎないとみなされており、その他の側面には、異常な精神運動行動、陰性症状、認知障害、および情緒障害が含まれる（Arciniegas, 2015）。症状は陽性と陰性に分類される。陽性症状には、本人にも現実かどうかの区別がつかない誇張された考え、認識、行動が含まれる。「陽性」という言葉は、幻覚（通常は聴覚性）、妄想、思考障害や会話の解体、または運動障害を含む症状（本来ないはずのもの）が存在している、ということを意味する。一方「陰性」症状とは、本来の正常な精神機能が欠如していることを言い、快感の欠如（無快感症）、言葉の抑揚がなくなる、感情の平板化または感情鈍麻、社会的引きこもり（自閉）などを含む。統合失調症の人の中には、作業記憶や注意力の障害など、認知機能障害を示す人もいる。統合失調症は、患者の思考、感覚、行動を変化させる。

統合失調症の症状は通常16～30歳の間に始まり、明らかな症状が表れる前に、徐々に行動が変化する（前駆期）。統合失調症の病因としては神経発達障害仮説（neurodevelopmental hypothesis）が広く受け入れられており、統合失調症は遺伝的要因と環境要因の相互作用によって、主に初期の神経発達期に生じるというものである。この相互作用が脳の機能や行動に影響を及ぼして、個々の、あるいは全体としての認知機能の障害を引き起こし、後年の精神障害を引き起こす可能性がある（Owen *et al.*, 2011）。

脳の特定の領域における神経伝達物質ドーパミン（DA）とD2受容体の過剰が、精神症／統合失調症の主要な原因と考えられている（Howes *et al.*, 2017）。本章の「作用機序」の節で述べるように、CBDは中脳辺縁系のドーパミン系の働きを調節して抗精神病作用をもたらす可能性がある。

高用量の$\Delta^9$-テトラヒドロカンナビノール（大麻の主要な精神活性成分であるTHC）を摂取すると、それまで大麻を使ったことがない者では特に、精神症症状を引き起こし、入院に至ることさえある。対照的に、CBDは精神症作用を引き起こさない（CBDとTHCの相互作用の詳細については第3章を参照のこと）。

CBDを含むカンナビノイドが精神症・統合失調症にもたらす効果のさまざまな側面に関しては、いくつかのレビュー論文が最近発表されている（Bhattacharyya *et al.*, 2012; Kucerova *et al.*, 2014; Renard *et al.*, 2017; Davies and Bhattacharyya, 2019; Ghabrash *et al.*, 2020; Schoevers, Leweke, and Leweke, 2020）。CBDに焦点を当てた研究では、CBDが陽性症状（妄想、幻覚、会話の解体など）を減少させるというエビデンスはいくつかあるものの、認知力を改善する可能性を示唆するエビデンスが示されたのはごく最近である（Leweke *et al.*, 2021）。CBDは他の抗精神病薬に比べて副作用の重篤度が低く、患者の忍容性も良好と思われる。本章ではまず、前臨床動物モデルにおけるCBDの効果に関する文献を検証し、次にヒトを対象とした臨床試験のエビデンスを検証する。

## 前臨床研究

複雑なヒトの疾患を動物でモデル化することは非常に難しい。統合失調症の診断を確定するために用いられる症状の多くは、動物で模擬することが困難である（幻覚、妄想など）。したがって、統合失調症様の行動を示すある種の動物モデルの使用は、この複雑な疾患の症状のいくつかの側面を反映しているにすぎないと考えられる。Gururajan と Malone は、マウスまたはラットを用いて統合失調症様行動に対する CBD の作用を調べた前臨床研究の相当数ある論文を要約・評価している（Gururajan and Malone, 2016）。研究で用いられた方法は主に、向精神薬によるプレパルス抑制（PPI）の乱れ、社会的引きこもりや自発運動亢進の測定だったが、ハロペリドール誘発性カタレプシーを使ったもの、デキサンフェタミン誘発性の自発運動亢進や、ドーパミン受容体作動薬を用いてドーパミン作用を調べたものもあった。これらの動物モデルはすべて、統合失調症様の行動に伴うさまざまな症状（陽性、陰性、認知障害）の研究に標準的に用いられるものであり（Nestler and Hyman, 2010）、以下に考察する。

N-メチル-D アスパラギン酸（NMDA）グルタミン酸受容体拮抗薬である MK-801 は、活動亢進、PPI 欠損、社会的引きこもりを引き起こすことが知られており、これらの行動は、統合失調症の陽性症状、認知症状、陰性症状の一部とよく相関している。PPI はげっ歯類における注意欠陥の解析系である。げっ歯類は、反射を誘発する大きい音（パルス）に対して驚愕反応を示し（活動プラットフォームで計測）、これは聴覚性驚愕反応と呼ばれる。PPI とは、先に弱い音（プレパルス）を聴かせることで、その後の強い反射誘発音（パルス）に対する反応が抑制されることである。PPI が正常であれば、1 回のプレパルスに対応する 1 回の驚愕反応は減弱する。ところが、（MK-801 やアンフェタミンなど、一部の精神活性薬によって）PPI が低下すると、プレパルスによって強いパルスに対する反応が抑制されない。これは、不必要な情報をろ過することができないという結果となって表れ、統合失調症患者にはこの問題があることがよく知られている。CBD は、向精神薬によって生じるこのような PPI の低下を回復させることが示されている（Long, Malone, and Taylor, 2006; Pedrazzi *et al.*, 2015）。

Gomes らによる、MK-801 を使った典型的な試験の報告では、マウスに MK-801 を 1mg/kg の用量で 28 日間投与すると PPI 反応が低下することがわかった。MK-801 の投与はまた、内側前頭前皮質における FosB/ΔFosB 発現を増加させた。CBD の長期投与（30 および 60mg/kg）は PPI の低下を軽減した。また、これらの分子変化はいずれも CBD により減弱したが、CBD 単独では何ら作用を引き起こさなかった（Gomes *et al.*, 2014）。CBD が単独で作用しないことは Schleicher らの研究によっても確認されており（Schleicher *et al.*, 2019）、C57BL/6J マウスにおいて、CBD 長期投与は記憶、運動能力、および不安に有害な影響を及ぼさないことがわかった。

統合失調症様行動のもう一つの動物モデルは、ドーパミン作動性神経伝達の薬理学的刺激によるもので、統合失調症患者ではこれが一部機能亢進状態にある。動物モデルでは、アポモルヒネ（ドーパミン受容体作動薬）がドーパミン作動性神経伝達を刺激し、これは統合失調症患者にみられる、機能的重要性を持たない反復運動を特徴とする常同症に関与している。Antonio Zuardi の研究室で行われた初期の研究（Zuardi, Rodrigues, and Cunha, 1991）では、げっ歯類モデルにおいて、60mg/kg の CBD 投与がアポモルヒネ誘発性常同症を減弱させた。

抗精神病薬の中には、黒質線条体経路のドーパミン D2 受容体の阻害により、錐体外路系副作用を引き起こすものがある（Kapur and Remington, 2001）。これらの作用にはジストニアとジスキネジアが含まれる。これはげっ歯類では強硬症状として表れることがあり、たとえば前脚を水平な棒の上に伸ばした状態で置くと、その姿勢で長期間静止したままになる。Gomes らは、Swiss マウスを使って CBD の抗カタレプシー作用を調べた（Gomes *et al.*, 2013）。事前に CBD を投与（5～60mg/kg）すると、カタレプシー作用が生じることで有名な抗精神病薬ハロペリドール（0.6mg/kg）によるカタレプシー作用を用量依存的に阻害することができた。背側線条体に CBD を注射すると、ハロペリドール誘発性カタレプシーが抑制された（Sonego *et al.*, 2016）。また、CBD 投与の前に 5-$HT_{1A}$ 受容体拮抗薬 WAY100635 を投与すると抗カタレプシー作用が阻害されたことから、CBD の抗カタレプシー作用には 5-HT 系が関与していることが示唆された。抗精神病薬が持つ典型的な副作用は CBD では認められなかった。

統合失調症患者にはときに、攻撃性として表出する精神運動性激越が起きる。それに似た現象が、多動を誘発するデキサンフェタミンやケタミンのような精神刺激薬の注射によってマウスにも生じる。高用量の CBD（60mg/kg）は、デキサンフェタミンまたはケタミンによって誘発される自発運動亢進を抑制することが報告されている（Moreira and Guimaraes, 2005）。また CBD の側坐骨内投与は、アンフェタミンによる PPI 障害を抑制する（Pedrazzi *et al.*, 2015）。ラットにハロペリドールを単回投与すると、運動亢進作用に関与する背側線条体を含む一部の脳領域で

c-fosの発現が増加するが、マウスのこの脳領域にCBDを注射すると、ハロペリドールによるc-fos発現の増加が抑制された（Sonego *et al.*, 2016）。

統合失調症の神経発達障害仮説とも一致するが、ラットを妊娠17日目に抗有糸分裂薬メチルアゾキシメタノールアセタート（MAM）に出生前暴露させたところ、社会的相互作用テストと新奇物体認識テストにおいて、それぞれ、社会的引きこもりと認知障害という長期持続的な行動変化が生じた（Stark *et al.*, 2019）。分子レベルでは、MAM暴露ラットにおいて、社会的相互作用テストおよび新奇物体認識テストにおける低成績と一致する形でCB1受容体mRNAおよびタンパク質の発現が増加した。CB1受容体における統合失調症様の表現型と転写調節の変化はいずれも、思春期前後にCBDを投与することによって回復した。著者らはこれらの結果から、CBDによる早期治療が、成人になってからの統合失調症様障害の発症を予防する可能性があることを示唆している。

Levinらは、高血圧自然発症ラット（SHR）が統合失調症の動物モデルとして使えることを示した（Levin *et al.*, 2014）。これらのラットではPPIの低下が観察され、これは上述した薬物の作用に匹敵する。CBDの投与はPPI低下を軽減させた。同研究チームはまた、思春期前後のSHRにCBDを投与すると、過剰な自発運動（統合失調症の陽性症状のモデル）、驚愕および文脈的恐怖条件付けに対するPPIの低下（認知障害）（Peres *et al.*, 2018）が抑制されることもわかった。SHRを使った実験で、CBDの作用を社会的相互作用テストで評価したところ、抗不安作用は認められたものの抗精神病作用は認められなかった（Almeida *et al.*, 2013）。この効果は、これらの作用にセロトニン作動系が関与していることを示唆している。

これらの前臨床げっ歯類モデルを使った研究の結果を総合すると、統合失調症患者にみられる症状の一部に近似する行動のいくつかをCBDが減少または回復させる可能性があることが示唆される。ただし、これらの前臨床動物モデルから得られた知見を、統合失調症と呼ばれる複雑な精神疾患に一般化するには注意が必要である。これらの動物モデルには、人間に特有のこの複雑な精神疾患を完全に模することは決してできない。

## 臨床研究

上記に要約したZuardiらによる動物実験の結果（Zuardi *et al.*, 1991）が、ヒトの精神症に近似した行動の一部をCBDが減少させる可能性があることを示したことに基づき、同研究チームは、19歳の統合失調症患者にCBDを投与した（Zuardi *et al.*, 1995）。用量は26日かけて1,500mg/dayまで漸増した。不穏状態および／または不安が強いときには、同時にジアゼパム10mgの経口投与も行った。CBDの効果は、3種類の精神症状評価尺度によって評価され、いずれもハロペリドールと同等またはそれ以上の有意な臨床的改善を示した。しかし、3人の治療抵抗性統合失調症患者にCBDを単剤療法として投与した別の試験（Zuardi *et al.*, 2006）では、1人においてわずかな改善がみられたのみであった。著者らは、CBDは治療抵抗性の統合失調症患者には効果がない可能性があると結論づけている。同研究チームが33人の双極性障害患者を対象にCBD投薬を試みた試験（Zuardi *et al.*, 2010）でも、CBDは効果がなかった。

一方Lewekeらは、第2相無作為化二重盲検並行群間比較試験で、急性増悪した妄想型統合失調症患者42人を対象に、強力かつ広く使用されている抗精神病薬アミスルプリドとCBDの効果を比較した。CBD群には200mg/dayの投与から始めて1週間で800mg/dayまで漸増し、この用量をさらに3週間投与した。結果の測定は、陽性・陰性症状評価尺度（PANSS）と簡易精神症状評価尺度（BPRS）の2つの尺度に基づいた。CBDは、アミスルプリドと同程度に精神症症状の改善に有効であり、副作用プロフィールも顕著に優れていた。忍容性も非常に高かった（Leweke *et al.*, 2012）。

同研究チームは以前、精神症患者の脳脊髄液中のアナンダミド濃度が正常者と比較して上昇していることを指摘していた（Giuffrida *et al.*, 2004）。アナンダミドは主要な内因性カンナビノイドである（Devane *et al.*, 1992）。アナンダミド濃度と精神症症状には逆の相関関係がみられた。実際、著者らは、「アナンダミドによるシグナル伝達の亢進は、精神症の前駆状態から明らかな発症への移行率を低下させ、また移行を遅らせた」と述べている。さらに、CBDの投与は血中アナンダミド濃度の有意な上昇を伴い、これは臨床的改善と有意に関連していた（Leweke *et al.*, 2012）。血中アナンダミド濃度上昇の機序は、CBDがアナンダミドの加水分解を阻害するためであるように見える。事実、CBD 投与群においては、血中アナンダミド濃度と PANSS スコアとの間に有意な負の相関が認められた。このことは、CBD の抗精神病作用が実際にはアナンダミドによるものであることを示している可能性がある。ただし、CBD はラットの脂肪酸アミドヒドロラーゼ（FAAH）を効果的に阻害したが、ヒトの FAAH の阻害剤としての効果ははるかに低かったという最近の報告（Criscuolo *et al.*, 2020）もあることから、この作用機序は慎重に解釈すべきである。内因性神経伝達物質としてのアナンダミドは、健常者と患者のいずれにおいても、抗精神病分子としての評価は行われていない。

CBD が統合失調症患者の治療に奏効したという結果は、McGuire らによっても報告されている（McGuire *et al.*, 2018）。この試験では、CBD 投与の有効性と安全性を二重盲検臨床試験において評価した。43 人には CBD（1g/day、6 週間）が、45 人にはプラセボが投与され、両群とも以前に使用していた抗精神病薬の投与を継続した。その後すべての被験者を、PANSS に加え、機能の全体的評定尺度（GAF）、認知機能簡易評価尺度（BACS）、臨床全般重症度尺度（CGI-I と CGI-S）の 4 つの尺度を用いて評価した。その結果、CBD を投与された患者は症状が改善され、陽性症状のスコア（PANSS）が低く、CGI-I 尺度と CGI-S 尺度で改善が認められた。認知能力（BACS）および全体的機能（GAF）の評価においては、統計的に有意な改善は認められなかった。CBD の忍容性は良好で、副作用についても CBD 群とプラセボ群とであまり差はなかった。

Bhattacharyya らは、33 人の精神病ハイリスク群（CHR）における CBD の効果についての二重盲検試験の結果を報告している（Bhattacharyya *et al.*, 2018）。CBD は疾患の苦痛を有意に軽減させ、精神症症状の重篤度の軽減傾向も認められた。また CBD は、CHR の状態に伴う海馬傍回、線条体、および中脳の機能の変化をある程度正常化した。これらの脳領域は精神症の病態生理に不可欠であるため、著者らは、精神症症状に対する CBD の治療効果は、これらの部位に対する作用によるものである可能性があると結論づけている。

こうした、主として肯定的な試験の結果の背後にある作用機序ははっきりしていない。McGuire らの研究（McGuire *et al.*, 2018）は、それが抗精神病薬の作用の多くを媒介するドーパミン受容体の拮抗作用によるものではないことを示している。

ここまでにまとめた臨床試験の肯定的な結果に反して、否定的な結果も報告されている。Boggsらは、慢性期および安定期にあって通院中の統合失調症患者36人を対象に、CBD（600mg/day）が認知力と症状に与える影響および副作用を、6週間にわたってプラセボ対照群と比較した（Boggs, Surti *et al.*, 2018）。すべての患者は以前から使っている抗精神病薬の投与を継続した。認知力はマトリックス・コンセンサス認知機能バッテリー（MATRICS Consensus Cognitive Battery：MCCB）で、精神症症状はPANSSを用いて評価したところ、認知機能の改善は認められず、MCCBスコアとPANSSスコアのいずれにも有意な改善は認められなかった。重大な副作用はみられなかった。Boggsら(2018)の否定的な結果とLewekeら(2012)、McGuireら（2018)、Bhattacharyyaら（2018）の肯定的な結果の差は、BoggsらによるCBDの用量が低かったこと、あるいは他の抗精神病薬との相互作用によるものである可能性がある。事実、Lewekeらは最近、入院中の急性妄想型統合失調症患者42人を対象とした並行群間、実薬対照、単剤療法、二重盲検、無作為化対照による臨床試験において、CBDまたはアミスルプリドを4週間にわたって投与したところ、CBD（800mg/day）を投与された患者で神経認知機能が改善されたことを報告している（Leweke *et al.*, 2021）。両剤とも視覚記憶と処理速度を増加させたほか、CBDは持続的注意と視覚運動協調を改善し、アミスルプリドは作業記憶能力を高めた。両剤とも急性期統合失調症患者の神経認知機能を改善したことから、以前の否定的な試験結果（Boggs, Surti *et al.*, 2018）は、CBDの用量が低かったこと、あるいは採用した臨床試験デザインが上乗せ試験（被験者は普段の治療薬を摂り続ける）であったことが関係している可能性が考えられる。ただし、Leweke *et al.*, 2021にはプラセボ対照群がないため、CBDについてもアミスルプリドについても、プラセボ反応の可能性を推定することはできない。CBDが統合失調症患者の認知能力を改善する可能性があるという予備結果を確認するためには、より大規模なRCTが必要である。

Hundalらは論文の中で、CBD（600mg、単回投与）が、妄想癖の強い健常ボランティア36人の不安や被害妄想を軽減させなかったと報告した（Hundal *et al.*, 2018）。Zuardiらもまた、双極性障害の躁期の患者2人には効果がなかったことを明らかにしている（Zuardi *et al.*, 2010）。気分障害（双極性障害を含む）に対するCBDの効果については系統的研究は行われていないが、大麻が躁病またはうつ病の症状を軽減すると主張する患者もいる（Ashton *et al.*, 2005; Pinto *et al.*, 2020）。

CBDに関するその他いくつかの小規模臨床試験の結果は、DaviesとBhattacharyyaによってまとめられている（Davies and Bhattacharyya, 2019）。

米国立衛生研究所のウェブサイト www.clinicaltrials.gov に掲載されている、現在進行中の多数の臨床研究からもわかるように、統合失調症の治療薬としてのCBDの有効性については、近年かなりの関心が寄せられている。現在、ヒトの精神症に対するCBDの効果を評価している臨床試験は50件以上あり、さまざまな段階にある。今後数年間、これらの試験の結果によって、この難治性精神障害に対する単独療法または補助療法としてのCBDの有効性がよりよく理解されることだろう。

## 作用機序

神経伝達物質であるドーパミンや、脳のある領域のD2受容体の調節不全は、精神症と統合失調症の主要な原因と考えられている。調節不全が中脳辺縁系経路にみられる場合は統合失調症の陽性症状、中脳皮質経路にみられる場合は陰性症状の原因となることがある。基本的に、現在有効とされる精神症の薬物療法はどれも、脳内のドーパミン受容体系を直接的または間接的に作用標的とする。また、精神症、特に統合失調症に対するCBDの作用は、中脳辺縁系ドーパミン（DA）系の調節による部分が大きく、5-HT系も関与していることを示すかなりのエビデンスがある。Renardらは、CBDが、それまで明らかになっていなかったキナーゼシグナル伝達経路を介して、アンフェタミンが誘発する中脳辺縁系DA経路の神経および行動の増感作用を低減させることを明らかにした（Renard *et al.*, 2016）。

主に中脳辺縁系経路内でのDA活性に対するCBDの調節作用を示す、臨床研究および前臨床研究から得られたエビデンスがレビューされている（Renard *et al.*, 2017）。セロトニン5-$HT_{1A}$受容体系に対する、作動薬としてのCBDの機能的相互作用についても述べられている。しかしながら、DA系と5-HT系の両方に対するCBDの分子的および神経的作用については、さらに徹底した詳細な知識が必要である。Norrisらは、中脳辺縁系側坐核のCBDが、5-$HT_{1A}$受容体に依存する作用機序を介して、ラットにおける恐怖記憶の形成を阻害する力があることを明らかにした（Norris *et al.*, 2016）。ただしCBDは、腹側被蓋領域（VTA）のドーパミン作動性ニューロン発火の自発頻度と群発活性レベルを低下させることによって、VTAの神経回路網のダイナミクスを直接調節する。

THCは、脳の皮質、線条体、扁桃体の領域における活性を減弱させることで統合失調症様の障害を誘発することが知られている。Bhattacharyyaらは、CBDの投与によってこれらの作用が行動的にも神経活性化のパターンにおいても逆転することを報告した（Bhattacharyya *et al.*, 2012）。THCとCBDは、統合失調症にみられるような、海馬および尾状核における顕著性処理障害に対して、逆の作用を及ぼした（Bhattacharyya *et al.*, 2012）。しかしながら、統合失調症のげっ歯類モデルにおいてCBDによって引き起こされる行動変化は、カンナビノイド受容体への作用によるものではなく、5-$HT_{1A}$受容体への作用によるものであることが最近になって明らかにされている（Rodrigues da Silva *et al.*, 2020）。同様に、Hudsonらの最近の研究（Hudson *et al.*, 2019）は、ラットにみられる精神症様の反応に対するTHCの作用を逆転させるCBDの能力は、VTA内のDA放出の制御におけるERK1-2分子経路に対する二方向性の制御を介している可能性があると報告している。著者らは、生体内で電気生理学的手法を用いることで、THCはDAの放出を増強するが、CBDはDA活性に対するTHCの作用を阻害することを見出した。O'Neillらは最近、内側側頭葉および前部前頭葉の活動の正常化、および内側側頭葉と線条体の結合性が、CBDの抗精神病作用の根底にある可能性を示すデータを発表した（O'Neill *et al.*, 2020）。

CBDは、アナンダミドの分解酵素であるFAAHの働きを阻害することから推測するに、アナンダミドの濃度を上方調節することによって抗精神病作用を発揮する可能性がある（Leweke *et al.*, 2012）。しかし、最近の*in vivo*研究で得られたエビデンスは、CBDは、ラットのFAAHは効果的に阻害するが、ヒトのFAAHは効果的に阻害できない可能性を示唆している（Criscuolo *et al.*, 2020）。

CBDの作用にはその他の生物学的システムを介するものもあり、その一部はCBDの抗精神病作用に寄与している可能性がある。たとえば、CBDはバニロイド受容体1型（TRPV1）を刺激する（Bisogno *et al.*, 2001）。驚くべきことに、その鏡像異性体である(+)CBDにも同じ作用がある。CBDはカンナビノイドCB1およびCB2受容体に弱く結合する（Pertwee, 2008）。またCBDはGPR55にも結合する（Ryberg *et al.*, 2007）が、これらの作用がCBDの抗精神病／統合失調症作用に関連することを示す論文はない。

## 結論

最近発表された、Schoeversらによる見事なレビュー論文（Schoevers *et al.*, 2020）は、精神症と統合失調症におけるCBDの作用を要約している。彼らの要約は、我々の見解と一致するところが大きい。

A. CBDには、精神症・統合失調症の治療に果たせる役割がある。ほとんどすべての医学文献が、CBDが多数の陽性症状に影響することを示している。

B. CBDが認知力に影響するというエビデンスは、最近発表されたごくわずかなものしかない（Leweke *et al.*, 2021）。

C. これまでに報告された臨床試験は、試験期間が数週間に限られており、CBDに対する耐性が発現するかどうかについてはエビデンスがない。長期的な試験が必要である。

D. CBDは高用量であっても忍容性は良好である。ただし、高用量の長期投与により、特に肝酵素との相互作用に照らして、毒性が発現するか否かは不明である。

治療的観点からみると、げっ歯類の統合失調症モデルにみられる感情の欠落をCBDが正常化し、統合失調症患者にポジティブな効果を示した、前臨床的および臨床的エビデンスは、CBDが、中脳辺縁系における新規の分子および神経経路を介して作用し、統合失調症の有望な治療法となる可能性を示している。ごく最近の論文（Chesney, Oliver, and McGuire, 2021）は、CBDが精神症の初期段階における新しい治療法となる可能性を報告している。現在、精神症発症の臨床的リスクが高い人に対してこの段階で行える薬理学的介入は極めて限られており、CBDは、こうした前駆症状を有する人にとって理想的な治療法となるかもしれない。

# 11
# 依存症

薬物依存症とは、ヒトが薬物を衝動的に使用し、薬物摂取の自制が利かなくなる動機づけ障害である（Koob and Volkow, 2010）。慢性再発性疾患であり、薬物を手に入れ摂取したいという衝動を抑えられず、摂取量を制御できなくなり、薬が手に入らなくなったときの感情的離脱症状であるネガティブな感情（不安、快感消失、易刺激性を含む）の発現を特徴とする（Koob and Volkow, 2010）。依存症の治療における最大の課題の一つは、不使用期間があった後に薬物使用が再発（リラプス）することである。薬物の作用を想起させる状況（トリガー）は、薬物への渇望を引き起こす最も強いきっかけの一つであり、再発の一因となる。乱用薬物の中で、有効な治療法があるものはほとんどない。動物を用いた前臨床試験では、CBD がこうしたトリガーによる再発の可能性を低下させる可能性があることを示すエビデンスが増えつつある（Parker, Burton *et al.*, 2004; Ren *et al.*, 2009; Hurd *et al.*, 2019）。しかしながら、ヒトを対象にした臨床試験は矛盾する結果を示している（Mongeau-Pérusse *et al.*, 2021; Hurd *et al.*, 2019）。

## 依存症の動物モデル

ヒトの依存症に対する治療薬として CBD を試験する前に、通常はラットまたはマウスを用いた動物モデルを使って、服薬行動、薬物探索行動、および再発のパターンを CBD が変化させる可能性が評価されている。これらのモデルでは、ヒトに報酬として作用する薬物が他の動物にとっても報酬となっている点が重要である。薬物による報酬効果の特性を最もよく再現する 2 つのげっ歯類モデルは、自己投与法と条件付け場所嗜好性試験である。自己投与法では、実験動物が、レバーを押すことで埋め込まれたカテーテルから薬物が静脈内に注入されることを学習しなければならない。薬物に報酬効果があれば（たとえばモルヒネ、ヘロイン、コカイン、アンフェタミンなど）、げっ歯類はすぐにその薬物を送達するためにレバーを押すことを学ぶ。げっ歯類がいったん薬物の送達を学んだら、薬物を自己投与する動機の強さは、報酬を受け取るためにより多くの努力（レバーを押すこと）を必要とすることで査定できる。これは、服薬行動、つまり被験動物が薬を服用するためにどれだけ努力するかを示す尺度である。古典的条件付けの過程を通して、薬物の注入と関連づけた刺激（たとえば光）は、間もなく薬物が服用できることを示す合図となり、条件付け強化作用を獲得する。その後にこうした刺激を動物に与えると、薬物探索行動を誘発する。つまり、薬物の投与を予期して反応するのである（渇望）。このやり方は、薬物に対する渇望を制御するための薬を評価するのに有用である（渇望は、ヒトにおける薬物使用の再発を助長すると考えられている）。再発は、強化の欠如（レバーはあるが、押しても薬物は投与されない状態）によってレバーを押すという反応を消失させ、その後、薬物と組み合わされた条件付け強化（トリガーによる再発）を行うか、あるいは実験の前に薬物を注射する（薬物による回復）ことでレバー押し反応を復活させることによって測定されることが多い。

条件付け場所嗜好性試験は、薬物報酬のもう一つのげっ歯類モデルである。あるときはげっ歯類に薬物を注射後、特定のチャンバーに入れ、別の日にはプラセボを注射して別のチャンバーに入れる（その順番は入れ替える）。この処置を、通常、特定のチャンバーと投与薬物の組み合わせをラットに4回ずつ経験させるまで繰り返す。その後、薬物の影響下にないラットに、2つのチャンバーのいずれかを選択させる。もしもその薬物がラットにとって報酬となるものならば、ラットは薬物と結びついたチャンバーの中でより多くの時間を費やし、もし薬物がラットにとって不快なものであれば、そのチャンバーで過ごす時間は短くなる。

CBDは、自己投与法（Ren *et al.*, 2009）と条件付け場所嗜好性試験（Parker, Burton *et al.*, 2004）の両方で依存の可能性が評価されており、CBD単独では、自己投与行動も、特定の場所に対する嗜好や嫌悪も生じさせなかった。ただし、CBDは他の乱用薬物の報酬効果を変化させることが示されている。

## オピエート（麻薬）

CBD による治療可能性の研究はこれまで、主にオピエート依存症をターゲットとして行われている。CBD は、オピエート依存動物における離脱の徴候を減少させる（Chesher and Jackson, 1985; Hine, Friedman *et al.*, 1975; Hine, Torrelio, and Gershon, 1975; Bhargava, 1976）。CBD はヘロインの自己投与（「服薬行動」）を減少させないが、CBD 投与後数週間にわたって、ヘロインと結びついたトリガーが「薬物探索行動」を引き起こす可能性を低下させる（Ren *et al.*, 2009）。CBD はまた、脳報酬系（特に側坐核；Renard *et al.*, 2016, 2017）におけるヘロイン誘発性障害を正常化する。

有望な前臨床研究の結果を受けて、ヒトを対象にした一連の臨床研究が行われ、CBD はヒトに対して安全であり、強力な合成オピエート作動薬であるフェンタニルと併用投与した場合、たとえ高用量であっても有害な影響を与えないことが示された（Manini *et al.*, 2015; Taylor *et al.*, 2018）。CBD はフェンタニルの主観的効果を変化させなかったが、ヘロインと結びついたトリガーによって引き起こされる渇望と不安を減少させた（Hurd *et al.*, 2015）。ごく最近では Hurd らにより、ヘロイン使用障害があるが断薬中の男女の渇望および不安に対して、CBD を単回投与および短期間投与した場合の効果を調べる無作為化二重盲検プラセボ対照試験が行われている（Hurd *et al.*, 2019）。ヘロインと結びついた環境トリガーの動画を見せて渇望を生じさせた後、CBD（400 または 800mg のエピディオレックス、経口投与）またはプラセボを、最初のトリガー試験の 60 分前に投与し、24 時間後と 1 週間後に試験を繰り返した。CBD は不安を軽減する可能性があるため（第 8 章を参照のこと）、ヘロインと結びついたトリガーによって生じるストレス反応の強さ（心拍数、呼吸数、および唾液中コルチゾール濃度によって決まる）と渇望（アンケート調査の回答）を低下させることが期待された。また CBD は、タバコ喫煙者の、タバコを想起させるトリガーに対する注意バイアスを減少させることが示されているため（Hindocha *et al.*, 2018）、ヘロイン関連トリガーの重要性も低下させることが期待された。結果、CBD はどちらの用量でも、トリガー誘発性の渇望、不安、およびストレス反応の生理学的測定値を低下させた。最も強い効果が認められたのは投与 60 分後であったが、CBD 投与の 1 週間後になっても被験者の渇望および不安は低下していたことから、前臨床試験の結果（Ren *et al.*, 2009）と同じく、渇望に対するCBDの効果は長く持続する可能性が示唆された。実際、最近の前臨床試験の結果（Gonzalez-Cuevas *et al.*, 2018）は、CBDの短期投与後5か月経った段階での薬物（アルコールおよびコカイン）探索行動および不安様行動に対する長期的な効果が確認された。このようにCBDが長期的な効果を持続するということは、臨床的に大きな意味があり、特に毎日の服用が困難な患者集団にとっては重要である。これらは有望な結果ではあるが、これはオピオイド依存症の治療における有効性の試験ではなく、現行の治療を行わないためのエビデンスとして用いるべきではない。CBDが長期的にオピエート依存の軽減に与える影響については、さらなる研究が大いに必要とされている。

生体内神経画像検査によれば、CBDはネガティブな感情の処理に関与する辺縁系神経回路の活動を鈍らせ（Fusar-Poli *et al.*, 2009）、注意顕著性処理に関与するネットワークを変化させることが示されている（Bhattacharyya *et al.*, 2012）。この結果は、CBDはオピエートの報酬効果を直接修飾するのではなく、オピエートがトリガーとして薬物使用の再発につきものの渇望を誘発する可能性を低下させることを示唆している。

## ニコチン

ニコチン依存症の場合、喫煙者24人（1日10本以上）を対象としたプラセボ対照試験の予備的所見は、CBD吸入器（400μg/dose）を使用した群では、プラセボ群と比較して喫煙本数が減少したが、渇望や離脱症状の軽減は認められなかった（Morgan *et al.*, 2013）。これは、CBDがFAAHを阻害し、それによってアナンダミドその他の脂肪酸（N-パルミトイルエタノールアミドおよびN-オレオイルエタノールアミドなど）の濃度を上昇させる能力が関係している可能性がある。動物実験では、FAAH阻害剤はラットにおけるニコチン探索行動を防止することが示されている（Forget *et al.*, 2009; Scherma *et al.*, 2008）が、最近の*in vitro*研究の結果は、CBDのFAAH阻害作用はヒトよりもラットで効果的であることを示唆している（Criscuolo *et al.*, 2020）。また、CBDの経口投与（800mg）は、一晩禁煙後の喫煙者において、タバコを想起させるトリガーの顕著性をプラセボと比較して低下させたが、渇望や離脱症状の減少は認められなかった（Hindocha *et al.*, 2018）。これらの結果を総合すると、CBD はニコチンを求める行動を減少させる可能性があるが、渇望や離脱症状の軽減には有益ではない可能性が示唆される。

## アルコール

予備的な前臨床研究の結果は、CBD はアルコールの消費量を減少させるほか、肝臓や脳の損傷など、アルコールの有害作用の一部を防ぐ可能性があることが示唆されている（Nona, Hendershot, and Le Foll, 2019; De Ternay *et al.*, 2019）。アルコールの影響に対する CBD の作用を調べた前臨床研究では、アルコールの消費量および飲酒意欲、再発と離脱症状、ならびにアルコール誘発性肝障害および脳障害からの保護について評価した。アルコールの経口自己投与に対する CBD の効果を評価するために、マウスには徐放性（20mg/kg/day）の CBD を単回皮下注射してから自己投与を開始させた。CBD は、アルコール消費量と、アルコールを求めてマウスが積極的にレバーを押す回数を有意に減少させた（Viudez-Martinez, Garcia-Gutierrez, Fraguas-Sanchez *et al.*, 2018）。ただし、ラットがアルコールを得るためにより大きな努力を必要とするよう課題を難しくしていくと（漸進的強化スケジュール）、飲酒意欲を低下させる効果はなくなった。一方、同じ研究チームによるその後の研究（Viudez-Martinez, Garcia-Gutierrez, Navarron *et al.*, 2018）では、非常に高用量の CBD（120mg/kg）が、アルコールを得るために努力する意欲を減退させることが示されたが、その作用機序は調査されていない。

不快な離脱症状を排除したい、というのが、薬物使用が再発する理由の一つであるが、CBD には、アルコール離脱症状および再発を減少させる可能性があることを示すエビデンスがある。前臨床研究では、CBD（60mg/kg、i.p.）はエタノールの自己投与の減少に有効であり、非常な高用量（120mg/kg、i.p.）ではエタノール使用の再発を抑制することが示されている（Viudez-Martinez, Garcia-Gutierrez, Navarron *et al.*, 2018）。実際に、CBD（15mg/kg、経皮投与）を 7 日間毎日投与したところ、環境トリガーおよびストレス誘発性のエタノール投与の再発を、CBD 投与後最長 138 日間減少させた（Gonzalez-Cuevas *et al.*, 2018）。なお CBD は、鎮静作用もなく、正常な動機に基づく行動も阻害しなかった（通常行われるショ糖溶液の自己投与によって観測)。

CBDはまた、エタノールの離脱症状が起きているマウスの誘発性発作を減少させた(Sanmartin and Detyniecki, 2018)。アルコールによる肝障害には、肝炎や肝硬変を引き起こす脂肪肝があり、アルコールによる脳障害には、神経炎症、細胞死、認知障害などがある(Nona, Hendershot, and Le Foll, 2019)。CBD(5mg/kg、i.p.)をアルコール過剰摂取モデルの30分前に、5〜11日間にわたって投与したところ、肝損傷の複数のマーカーにおいて、肝損傷が減少することが示された(Yang *et al.*, 2014; Wang *et al.*, 2017)。また、CBDはアルコール誘発性神経毒性を減少させる見込みがあることも示されている。高用量のCBD(40mg/kg、i.p.)を、4日間のアルコール過剰摂取期間のうち3日間投与したところ、海馬および嗅内皮質の損傷が軽減された(ただし20mg/kgでは軽減されなかった)(Hamelink *et al.*, 2005)。同様に、CBDの経皮用ジェル(5および2.5%)を使用した場合、または20mg/kgのCBDを一日2回皮下注射した場合も、肝障害の軽減に有効であった(Liput *et al.*, 2013)。CBDはまた、アルコール性肝疾患から肝細胞を保護する機構であるオートファジーを促進する(Yang *et al.*, 2014)。

CBDとアルコールとの相互作用に関するごく少数の臨床研究は、1970年代後半から1980年代前半に行われたものである(Belgrave *et al.*, 1979; Consroe *et al.*, 1979; Bird *et al.*, 1980)。これらの研究は、人との付き合いのために酒を飲む程度の健常な被験者を対象に、プラセボ、アルコール、CBD、およびアルコール+CBDの組み合わせの影響下で一連の検査を受けさせた。CBD単独では、運動能力や精神運動能力に影響はなく、自覚的影響もなかった。CBD(200mg)とアルコールの同時投与(Consroe *et al.*, 1979)は血中アルコール濃度を低下させた。しかし、これらの研究はいずれも、CBDがアルコールによる酩酊を妨げることを示してはいなかった。CBDがアルコール消費量やアルコール誘発性の肝障害または脳障害を阻害する可能性については、質の高い臨床試験はこれまで実施されていない。しかし、オピエート依存症に対するCBDの治療可能性が認識されたことにより、重度のアルコール使用障害(https://clinicaltrials.gov/ct2/show/NCT03252756)およびアルコール使用障害と心的外傷後ストレス障害を併発している成人(https://clinicaltrials.gov/ct2/show/NCT03248167)を対象とした臨床試験が進行中である。これらの試験の結果によっては、この疾患の治療におけるCBDの利用に期待が持てるかもしれない。

## 大麻

大麻使用障害は使用中止後の離脱症状を特徴とし、睡眠障害、食欲減退、イライラ感、不安感増大、抑うつなどが含まれる。ヒトの症例報告では、ある依存症男性はCBDを使うことで大麻の使用をやめたと自己申告し（Shannon and Opila-Lehman, 2015）、別の男性は離脱症状が軽減した（Crippa *et al.*, 2013）。また、あるオープンラベル試験（Solowij *et al.*, 2018）では、現在高頻度で大麻を使用している者20人（うち12人が大麻使用障害と診断された）を対象に、CBD（200mg/day）の10週間の投与が、心理的症状、認知力、カンナビノイドの血中濃度に及ぼす影響を評価した。その結果、大麻の使用習慣と離脱症状は、ベースラインと投与後で変化しなかったが、大麻による「ハイ」の程度はCBD投与によって低下した。CBDの血中濃度が高いほど、精神症様症状、苦悩、不安、大麻依存の重症度などが少なかった。これらの結果は、大麻依存のある使用者に対してCBDの影響がより大きいことを示唆しており、これはCBDの血中濃度を測定することで検出できる可能性がある。つまりCBDは、大麻依存症の治療にある程度有望と思われるが、純粋なCBDを用いた無作為化二重盲検プラセボ対照試験が必要である。

大麻使用障害に関する研究のほとんどは、THC 2.7mgとCBD 2.5mgを含む口腔粘膜スプレー、ナビキシモルスに焦点を当てている。無作為化二重盲検プラセボ対照試験では、大麻依存症の入院患者51人にナビキシモルスまたはプラセボを6日間投与すると同時に認知行動療法を行った。治療直後は、ナビキシモルスは大麻の離脱症状および渇望を減少させたが、28日後の大麻使用状況は群間で差はなかった（Allsop *et al.*, 2014）。これとは別の無作為化二重盲検プラセボ対照試験では、大麻依存症の9人を対象に、8週間にわたってナビキシモルスを、自己滴定または固定用量で投与した場合の影響が評価された（Trigo *et al.*, 2016）。試験期間中、自己滴定および固定用量による用量のナビキシモルスはいずれも大麻離脱症状を軽減したが、渇望の強さに変化はなかった。同研究チームがその後行った、より大規模な二重盲検試験では、27人の大麻依存症患者を対象に、ナビキシモルスの自己滴定量を、12週間にわたって認知行動療法と並行投与した（Trigo *et al.*, 2018）。この試験では、大麻禁煙率は試験開始時と追跡期間との間で有意な変化はなかったが、ナビキシモルス群はプラセボ群と比較した場合、大麻に対する渇望症候のより大きな減少と関連していた。こうした初期研究の結果は、ナビキシモルスは禁断症状の軽減には効果的であるが、禁煙率の改善には効果がないことを示唆している（Trigo *et al.*, 2016, 2018; Allsop *et al.*, 2014）。しかし、より最近に発表された無作為化試験によれば、12 週間という長期投与により、ナビキシモルス投与群ではプラセボ群と比較して治療期間中に大麻を使用した日数が少なかったことが示された（Lintzeris *et al.*. 2019）。この結果は、CBD と THC の併用が、大麻使用障害患者の大麻使用を減少させる可能性を示唆している。

## 興奮誘発剤

前臨床研究では、コカイン（Galaj *et al.*, 2020; Mahmud *et al.*, 2017）およびメタンフェタミン（Hay *et al.*, 2018）の自己投与に対する CBD の影響は用量依存的であると思われ、薬物の服用量と薬物探索行動の両方を抑制するためには高用量（20 ～ 80mg/kg、i.p.）の投与または反復投与（Lujan *et al.*, 2018; Gonzalez-Cuevas *et al.*, 2018）が必要であった（Calpe-López, Garcia-Pardo, and Aguilar, 2019）。また CBD は、コカインがマウスに誘発させた条件付け場所嗜好性が、プライミングとストレスによって回復するのを抑制した（Calpe-López *et al.*, 2021）。渇望および再発の治療における CBD の効果に関して行われた唯一の無作為化プラセボ対照試験（Mongeau-Pérusse *et al.*, 2021）は、CBD（800mg/day）を 12 週間にわたって投与しても、コカイン使用障害の治療を受けている人のコカイン渇望または再発を減少させないと結論づけた。しかし、最近行われた無作為化対照試験（Morissette *et al.*, 2021）では、酸化ストレス誘発性炎症のあるコカイン使用障害患者において、CBD が抗炎症作用を示す可能性があることが明らかにされた。

## 結論

CBD が依存症の治療薬として有望であることを示す最も強力な臨床的エビデンスは、オピエート依存症の治療に関するものであり（Hurd *et al.*, 2019）、CBD は、薬物関連のトリガーがオピエートに対する渇望とその後の使用再発を誘発する可能性を低下させている。この、再発予防の可能性は、蔓延するオピエート危機に照らして重要である。ただし、これまでの研究結果は、渇望およびトリガー誘発性の使用再発に対するCBDの効果を示唆しているのみであることに注意しなければならない。CBDがオピエート依存症の治療薬として使用できる可能性があるという確信を得るためには、長期にわたる無作為化臨床試験が必要である。

CBDがオピエート以外の薬物の使用障害の治療に有効である可能性については、エビデンスが分かれている。コカイン使用の再発またはコカイン渇望の治療については、その有効性を示す若干の前臨床エビデンスはあるものの、障害の治療を受けている人にはCBDは奏効しないようである。CBDがニコチン摂取量を減少させる可能性についての非常に限られたエビデンスからは、CBDの吸入はタバコの喫煙本数を減少させる可能性があるが、渇望や離脱症状を軽減させることはないことが示された。前臨床エビデンスは、高用量のCBDがげっ歯類におけるアルコール摂取とアルコール探索行動を減少させる可能性を示唆しているが、この疾患に対するCBDの有効性を実証する質の高い臨床試験は存在しない。前臨床研究からのエビデンスはまた、CBDが、過剰なアルコール摂取からの離脱症状によるげっ歯類の発作を減少させ、肝炎や肝硬変、さらには脳の損傷による認知障害を引き起こす可能性がある、アルコールによる肝臓損傷をも軽減させる可能性を示唆している。ただし、このような作用の臨床的エビデンスは欠落しており、ヒトを対象とした試験が実施されるまでは、こうした結果は慎重に解釈しなければならない。最後に、CBDが大麻使用障害の治療に有効であるという臨床エビデンスは限られているが、現在までに得られているエビデンスのほとんどはナビキシモルスについてのもので、被験者にはTHCとCBDが同時投与される。現在実施中の臨床試験では、ナビキシモルスがこの適応症に有効である可能性が示唆されているが、質の高い臨床試験の結果は未発表である。

# 12
# 結論

ここまで、複数の疾患に対するCBDの治療効果に関するエビデンスを検証した。適応症によって、そのエビデンスの質が他の適応症よりもはるかに高いものがあることは明らかである。第1章では、病気の治療薬とし承認されるために米国食品医薬品局（FDA）が要求するさまざまなレベルのエビデンスについて概説した（図1.2参照）。治療薬はまず、その病態を示す細胞シグナルを減少させる *in vitro* での有効性を評価する。肯定的な結果が得られれば、その病態の動物モデルを用いた前臨床試験が行われる。十分な前臨床的エビデンスが得られた後に初めて、治療薬はヒトを対象とした臨床試験に進むことができ、無作為化二重盲検比較試験の結果が有効性の最終的な証拠となる。本書で解説しているいくつかの適応症の中には、エビデンスは *in vitro* 研究のものしかなく、前臨床 *in vivo* 研究の結果がないものもある。培養皿の中でみられた作用は、きちんと管理された臨床試験どころか、動物実験の生体内ですら実証されていないのであるから、こうした結果は、CBDがその適応症に有効であるというエビデンスとしては質が最も低い。あるいは、*in vitro* 試験および前臨床動物モデルの両方で有効であることが示されているが、臨床試験のエビデンスはない適応症もある。その場合、CBDが患者の疾患に対して有効であることが実験的に実証されていないため、エビデンスの質は中程度であると考える。だが、ヒトを対象とした無作為化対照試験が行われ、有効であることが明らかになった適応症もある。CBDが患者において治療効果をもたらすことが実験的に示されていることから、これは質の高いエビデンスと考える。最後に、ある種の小児てんかんの治療にエピディオレックスが有効であることを示すエビデンスについては、複数の無作為化プラセボ対照試験でその効果が示されただけでなく、この適応症に対してFDAの承認も受けていることから、全面的に同意するものである。以下、各疾患に対する治療薬としてのCBDの有効性に関するエビデンスの現状をまとめる。

## FDAによって承認されたCBDの使用法
## ——無作為化二重盲検臨床試験に基づくエビデンス

治療薬としてのCBDの有効性を示す最も質の高いエビデンスがあるのは明らかに、ドラベ症候群、レノックス・ガストー症候群、および結節性硬化症の小児の発作の緩和についてである。近年、厳格な無作為化二重盲検対照試験の結果が影響度の高い『New England Journal of Medicine』誌に複数発表されたのを受け、FDAが純粋なCBD（GW製薬のエピディオレックス）を治療薬として承認したのはこれらの適応症のみである。CBDは、それ以外のいかなる適応症の治療薬としてもFDAの承認を受けていない。

## 非常に限られた無作為化二重盲検比較試験に基づくエビデンス

無作為化二重盲検プラセボ対照臨床試験によってCBDの有効性が示されながら、FDAの承認を得ていない適応症がいくつかある。我々は、これらの疾患に対するCBDの有効性については、いくぶん有望なエビデンスしかないため、このエビデンスは限られていると考える。

**オピエート依存症**　ヘロイン使用障害があるが断薬中の男女を対象に、CBDの単回および短期間の投与が薬物への渇望および不安感に及ぼす影響を調べる無作為化二重盲検プラセボ対照試験が行われ、CBD（エピディオレックス、400および800mg）が評価された。いずれの用量でもCBDは、トリガー誘発性のヘロイン渇望、不安、ストレス反応の生理学的指標を低下させ、1週間後まで効果が持続した。これらの結果は、断薬者がヘロインの使用を再発させる代表的要因の一つである渇望の治療への有効性を期待させる。ただし、CBDがオピエート依存症のあらゆる症状を改善させることを示しているわけではない。www.clinicaltrials.govには、オピオイド、アルコール、大麻の使用障害の治療薬としてのCBDについて、現在進行中の臨床試験が掲載されている。

**不安障害** CBD が不安障害に対する有効な治療薬となる可能性を示すかなりのエビデンスが、無作為化臨床試験から得られている。無作為化二重盲検プラセボ対照試験の結果は、CBD（300 ～ 600mg、経口投与）が、社会不安障害のある成人およびティーンエージャー、精神症発症リスクの高い精神科の患者、およびパーキンソン病患者の不安障害を改善することを示した。現在、いくつかの疾患に伴う不安障害の治療薬としての CBD の有効性について、複数の臨床試験が進行中である。したがって、不安障害は CBD の有望な標的疾患と言える。

いくつかの症例報告は、CBD が PTSD の治療にも有効である可能性を示唆している。PTSD の治療薬として CBD 単独の有効性を評価するために実施された RCT は現在までに発表されていないが、適切に実施されたある RCT では、高 CBD・低 THC の大麻の喫煙は、プラセボと比較して、PTSD の症状を改善させなかった（Bonn-Miller *et al.*, 2021）。CBD 単独の PTSD に対する効果については、進行中および計画中の複数の臨床試験が www.clinicaltrials.gov に掲載されている。前臨床段階の動物実験から、CBD はストレスを与えられていない動物よりもストレスを与えられている動物ではるかに有効であることがわかっており、不安の程度が低い患者よりも PTSD 患者の不安感の改善に CBD がより有効である可能性が示唆されている。しかしこれは、質が高いというには不十分なエビデンスである。また、大うつ病性障害患者に対する CBD の有効性に関する適切な臨床試験も報告されていない。

**統合失調症** CBD は、統合失調症の陽性症状、およびおそらくは認知症状の治療に有効である可能性が示されているが、陰性症状についてはその限りではない。CBD と、標準的な抗精神病薬であるアミスルプリドを比較した第 2 相無作為化二重盲検並行群間比較試験では、CBD（200mg/day から 4 週間かけて 800mg/day まで漸増）はアミスルプリドと同等の効果を示し、副作用も少なかった。ただし、これより低用量の CBD（600mg/day、6 週間）を用いた二重盲検プラセボ対照試験では、CBD は陽性症状および精神症性認知障害を改善しなかった。これは用量の問題である可能性がある――というのは、普段の抗精神病薬に加えてより高用量のCBD（1g/day、6週間）を患者に投与した二重盲検プラセボ対照試験では、陽性症状が減少し疾患の重症度および患者の機能スコアが改善したが認知能力には影響を及ぼさなかったからである。ごく最近では、高用量のCBD（最大800mg/day）を単剤療法として（他の抗精神病薬を使わずに）投与した二重盲検プラセボ対照試験で、陽性症状と一部の認知症状の両方に改善が認められた。統合失調症治療薬としてのCBDの可能性が示されたことで、ここのところ、かなりの数の臨床試験が行われている。ウェブサイトwww.clinicaltrials.govには現在、統合失調症に対するCBDの有効性を評価するための臨床試験が16件掲載されている。これらの試験の結果が発表されれば、CBDが精神病性障害の有効な治療法であるかどうかについて、より良い理解が得られるであろう。

**炎症性腸疾患（IBD）** ヒトの腸管透過性または炎症に対するCBDの効果を評価した無作為化二重盲検プラセボ対照試験は5件ある。1つめは健常ボランティア30人を対象に行われたもので、CBD（600mg、経口投与）がアスピリン誘発性の炎症と腸管透過性の変化を予防した。4件のRCTのうち2件はIBD患者、2件はクローン病患者25人を対象として行われ、結果は分かれたが、これは用量との関係である可能性が高い。クローン病患者を対象としたRCTの一つは、低用量のCBD（10mg、経口投与、一日2回、8週間）を用いたところ、忍容性は高かったもののクローン病の病状は改善されなかった。もう一件のRCTでは、より高用量のCBD（50mg、経口カプセル、一日2回、10週間）または高CBDの大麻オイルが疾患の重症度およびQOLを改善した。ただし、寛解率は変わらなかった。現在、www.clinicaltrials.govに登録されている2件の臨床試験のうち、一件はIBD、もう一件はクローン病に対するCBDの治療効果を評価するものである。

**移植片対宿主病** 有望な臨床試験結果があり、CBDが移植患者における移植片対宿主病の自己免疫反応を低下させる可能性を示唆している。

**疼痛** 最後に、臨床試験で有効性を示すエビデンスが最も少ない適応症は疼痛である。いくつかの動物モデルにおいて、CBDが疼痛を軽減するという明確なエビデンスが豊富に示されているにもかかわらず、CBDがヒトの疼痛を軽減するという、納得できるエビデンスはない。臨床試験を受けた被験者は一握りしかおらず、これらの試験の大半ではCBDが経皮投与されたが、投与されたCBDのうち皮膚全体から吸収された量は測定されなかった。ヒトの疼痛を軽減するCBDの効果について、適切に実施された対照試験が非常に少ないのは驚くべきことである。なぜならば、これについてはかなりの数の症例報告によるエビデンスが存在するからである。CBD単独については臨床試験はごく少数で、結果もまちまちである。疼痛治療が奏効しない20人の多発性硬化症患者を対象として行われた、2週間にわたる無作為化二重盲検プラセボ対照クロスオーバー試験では、CBD（22.5mg/day、舌下スプレー）が試験期間中の疼痛および痙縮を軽減した。ただしこれは、症例数が非常に少ないという限界があった。より最近の2件の研究では、疼痛緩和のために局所適用によりCBDが投与されている。うち一件の、二重盲検プラセボ対照試験では、筋筋膜痛患者60人を対象にCBDの経皮投与（70mg/mLのCBDを含むヘンプオイルを20%含む軟膏、一日2回、14日間）の効果を評価した。これによって疼痛強度評価のスコアが低下し、副作用は認められなかった。もう一件は、神経障害性疼痛患者29人を対象にCBDオイル（2.8mg/mL、4週間）の効果を評価した4週間のプラセボ対照クロスオーバー試験で、このはるかに低い濃度でも疼痛評価が低下した。www.clinicaltrials.govに掲載されている現在進行中の臨床試験では、CBDとモルヒネの疼痛感受性に対する相互作用を調べている（NCT04030442）。

**結論**　現在のところ、CBDが治療薬として承認されている適応症は、ドラベ症候群、レノックス・ガストー症候群、結節性硬化症複合症における小児てんかんのみである。しかしながら、RCTが行われている適応症は他にもあり、オピエート依存症、不安障害、統合失調症、疼痛、炎症性腸疾患、移植片対宿主病などが含まれる。我々の知る限り、本書に述べた適応症以外の疾患（皮膚疾患、がん、神経保護作用、神経変性疾患、悪心と嘔吐など）の治療におけるCBDの有効性に関する無作為化プラセボ対照試験は行われていない。

## 前臨床 *in vivo* 動物モデルに基づくエビデンス

ヒトの疾患の治療におけるCBDの有効性を示す質の高いエビデンスを得るには

RCTが必要である。しかし、CBDの有効性を、*in vitro* 試験だけでなく疾患の動物モデルを用いた前臨床 *in vivo* 試験においても示しているエビデンスも一部ある。*in vivo* 研究から得られるこのようなエビデンスからは、将来、ヒトを対象とした臨床試験でその疾患に対するCBDの治療効果が評価されることが期待され、規制が変わってCBDを用いた研究の実施がより容易になれば、これらの適応症の一部は近い将来RCTの対象となる可能性が高いことを示唆している。

**疼痛**　疼痛の軽減におけるCBDの有効性については、RCTによるエビデンスはかなり質が低いものの、いくつかの疾患の動物モデルにおいて、CBDおよびCBDAが単独で疼痛を軽減することを示す前臨床エビデンスはかなりある。CBDは急性痛の動物モデルにおいては鎮痛効果を示さないようであるが、これらのモデルにおいて、THCおよびモルヒネの鎮痛効果を増強する。ただし、CBDの合成類似体の中には、これらの急性痛モデルにおいて単独で効果を発揮するものもある。

坐骨神経の慢性または部分的絞扼性神経障害を含む神経障害性疼痛の動物モデルにおいて、CBDおよびCBDAメチルエステルはいずれも熱痛感受性を低下させたが、後者の作用の方が強力であった。CBDは単独でも低用量のTHCと併用しても抗がん剤誘発性の疼痛感受性増大を予防または低下させることから、化学療法誘発性疼痛に対する有効な補助療法となる可能性が示唆される。CBDはまた、糖尿病の痛みおよび術後痛のマウスモデルにおいて、疼痛感受性の低下に有望であることが示されている。

げっ歯類の足に刺激物質を注射すると炎症性の痛みが起こり、捻挫などの組織損傷でみられるような炎症や肉体的な腫れ（浮腫）が生じる。動物モデルでは、全身投与したCBDおよびCBDAが炎症性の疼痛および腫れを減少させた。これはCBDの抗炎症作用によるものである。またCBDは、動物試験のエビデンスによれば、関節炎の治療薬としても有望である。現在、疼痛治療薬としてのCBDの有効性に関するいくつかの臨床試験がwww.clinicaltrials.govに掲載されている。

**脳卒中（脳虚血）**　いくつかの前臨床モデルにおいて、CBDが脳卒中に対して神経保護作用を示すことが示されている。*in vivo* のラット脳卒中モデルでは、事前にCBDを投与したラットは神経学的検査で有意に障害が少なく、脳卒中による脳損傷が有意に（60%）減少した。スナネズミを用いたその後の研究では、CBDは脳卒中の5分後に投与しても脳損傷を防ぎ、14日間の治療中、CBDの神経保護作用に対して耐性は発現しないことがわかった。さらに、新生ブタにおいて低酸素性虚血性脳損傷が起きた30分後にCBDを投与すると、6時間の観察期間中に脳活動が回復し、脳内の損傷ニューロン数が減少した。現在承認されている治療法である低体温療法と併用した場合、CBDは抗炎症作用を増強（TNF-$\alpha$の増加を減少）させ、神経細胞死を減少させ、脳活動を回復させた。CBDの有益な効果がみられるのは、低酸素性虚血性脳損傷の発生後18時間に及ぶと思われる。これらの結果を総合すると、低酸素性虚血性脳損傷の動物モデルにおいて、（低酸素性虚血発生後18時間以内に）CBDを低体温療法の補助治療として投与すると、神経保護作用を示すことを示唆している。こうした有望な結果は、将来、脳虚血症後の脳機能の回復におけるCBDの有効性を検証する臨床試験がヒトを対象に行われることを期待させる。

**心・肝機能障害**　CBDは、心機能障害および肝疾患に対して神経保護作用を有する可能性がある。CBDは、化学療法誘発性心筋症および1型糖尿病誘発性心筋機能不全のマウスモデルにおいて、心臓の機能不全に対する神経保護作用が認められている。これらの結果が、心不全患者におけるCBDの安全性を評価するための、予備的臨床試験(NCT03634189)の理論的根拠となっている。肝虚血およびアルコール過剰摂取が誘発する肝障害のマウスモデルにおいてCBDは肝炎症および細胞死を減少させ、胆管結紮によって生じた肝性脳症のマウスモデルにおける認知機能障害を改善した。前臨床研究の結果は、CBDが持つ可能性がある神経保護作用を検証するための臨床試験に進むに足る原理の証明となり得るかもしれない。

**神経変性疾患**　CBDが多発性硬化症、アルツハイマー病、パーキンソン病、またはハンチントン病などの神経変性疾患の治療に有効であるという臨床試験のエビデンスはないが、前臨床研究からは、それが有効である可能性を示す有望なエビデンスが得られている。多発性硬化症の場合、マウスを用いた最近の前臨床試験から、プロピレングリコールに1%の純粋なCBDを含むクリームを毎日投与すると、多発性硬化症の動物モデルである後肢の麻痺を特徴とする自己免疫性脳炎に対して神経保護作用を発揮する可能性があることが示唆されている。アルツハイマー病のマウスモデルでは、CBDを3週間投与したところ、*in vivo*でアミロイド-β-誘導性ミクログリア活性化が抑制され、アミロイド-βによって生じる記憶障害が軽減されることが示された。CBDがパーキンソン病のげっ歯類モデルにおいてドーパミン濃度を回復させることを示す前臨床エビデンスは非常に限られており、CBDがドーパミン濃度を回復させることを示した研究もあれば、無効であったことを示す研究もある。経口摂取用のCBD（エピディオレックス）の忍容性と有効性を明らかにするために、パーキンソン病の患者を対象として最近行われたオープンラベル・用量漸増試験では、CBDの用量を5mg/kg/dayから25mg/kg/dayに漸増した後、15日間その用量を維持した。ほとんどの患者が、運動症状にある程度の改善があったと報告したが、同時に軽度の副作用も報告された。最後に、ハンチントン病の機能不全を治療することを目的としたCBDの初期の臨床試験は、CBDが抗酸化剤として作用することでハンチントン病による酸化損傷を減少させ、神経保護作用を発揮する可能性を示唆する*in vitro*研究のエビデンスがあるにもかかわらず、良い結果は得られなかった。我々の知る限りでは、ハンチントン病の治療にCBDが有効であることを示す動物実験のエビデンスはない。

**自己免疫疾患**　前臨床動物試験は、CBDが1型糖尿病、肝炎、心筋炎などの自己免疫疾患の治療に役立つ可能性を示唆している。CBDは、若年の非肥満糖尿病マウスの糖尿病発症率を低下させ、炎症性サイトカイン濃度を低下させた。また、CBDはマウスの実験肝炎とそれに伴う炎症性メディエーターを減少させた。さらに、長期的なCBD投与は、自己免疫性心筋炎のマウスモデルにおいて炎症反応と心機能不全を減弱させた。CBDは自己免疫疾患のいくつかの前臨床モデルにおいて有効であることが示されている。したがって、それ以外の自己免疫疾患でも試験すべきである。

**メラノーマ（黒色腫）**　メラノーマのマウスモデルでは、CBDはプラセボよりも腫瘍増殖速度の低下に有効であったが、抗がん剤シスプラチンはCBDよりも有効であった。ただしシスプラチンは、CBDとは異なり、重篤な副作用を引き起こした。この結果は、将来CBDがメラノーマに対する補助的治療薬として試験される可能性を示唆している。

**その他のがん**　他のがんの治療におけるCBDの潜在的有効性は、がんの種類によって異なる、腫瘍形成をコントロールする複数の細胞経路を標的として働くその独特な能力と関連している。CBDががん細胞の増殖を阻害する能力を示す*in vitro*研究からのエビデンスは相当数あるが、前臨床*in vivo*研究からのエビデンスは限られている。CBDは、ヒト神経膠腫細胞を移植した免疫不全マウスを使った*in vivo*研究で、神経膠腫の腫瘍増殖を抑制することが示された。またCBDは、乳がんのマウスモデルを使った*in vivo*試験において、原発腫瘍塊、および転移巣のサイズと数を減少させるのに有効であった。

さらに、胸腺再生不良性ヌードマウスを用いた*in vivo*試験では、CBD投与後に肺転移の有意な抑制がみられた。結腸がんのマウスモデルでは、CBDはポリープおよび腫瘍の発生を減少させた。CBDの抗腫瘍作用を示す*in vitro*および*in vivo*研究のこうしたエビデンスについては、さらなる試験が行われて然るべきである。

**悪心と嘔吐**　CBD単独で悪心および嘔吐を減少させる可能性については、臨床試験は行われていないものの、動物実験によるかなりのエビデンスがある。低用量（1～10mg/kg、i.p.）のCBDは、スンクスにおいて、リチウムおよびシスプラチン誘発性嘔吐を減少させるが、高用量（20～40mg/kg、i.p.）のCBDはこのような嘔吐を増加させる。CBDはまた、条件付けゲイピングモデルでの評価によれば、ラットにおけるリチウム誘発性急性悪心を減少させ、これは1～20mg/kg（i.p.）という用量範囲で有効である。CBDAはCBDの約1,000倍の悪心・嘔吐抑制効果があり、代表的な抗悪心薬オンダンセトロンと相乗的に作用してラットの悪心を抑制する。より安定しているCBDAメチルエステル（HU-580）は、CBDAよりも悪心に対してさらに強力な効果がある。また、ラットモデルでは、ごく一般的に処方される抗悪心薬オンダンセトロンとは異なり、CBDおよびCBDAは予測性悪心（化学療法治療を予期することで起きる悪心）を防ぐ。これらの結果は、化学療法に伴う悪心および嘔吐を減弱させるHU-580、CBDA、およびCBDの効果を調べる臨床試験の必要性を端的に示している。

**心的外傷後ストレス障害（PTSD）**　前臨床研究から得られたエビデンスは、CBDが恐怖記憶の形成、表出、および再固定化を減少させることを示唆している。重要なのは、CBDがまたこれらの恐怖記憶の消滅を容易にし、PTSD患者の治療薬として有望であることである。動物モデルではCBDは、事前にストレスを受けていない個体よりも、事前にストレスを受けていた個体の不安を軽減する効果がはるかに高いようであり、このことはPTSD患者の治療にとって特に重要である可能性がある。このエビデンスとも一致するが、少数の症例報告および後ろ向き研究は、CBDが、たとえば悪夢など、PTSDのいくつかの症状の緩和に有益である可能性を示唆している。現在、PTSD患者に対するCBDの治療効果を検証する4件の臨床試験が進行中である。

**うつ病**　CBDは多くの前臨床モデルで抗うつ効果を示しているほか、初期の症例研究でもうつ病の治療薬として有益である可能性が示されている。こうした抗うつ作用の可能性を検討し、長期投与してもCBDの効果が維持できるかどうかを明らかにするためには、適切に管理された臨床試験が必要であるが、そのような試験は現在登録されていない。

**依存症**　依存症は慢性疾患であり、薬物に関連した環境的トリガーが薬物使用の再発を引き起こす。ヒトを対象とした臨床試験のデータは、アヘン依存症患者において、ヘロインと結びついたトリガーによって起きる薬物使用再発の予防にCBDが非常に有望であることを示している。また、CBDはニコチンを求める行動を減少させる可能性があるが、必ずしも渇望を減弱させるわけではないという臨床試験のエビデンスもある。アルコール依存症の場合、前臨床研究のエビデンスは、CBDがアルコール消費量と環境トリガーまたはストレス誘発性の飲酒再発を減少させ、肝臓や脳の損傷を含むアルコールの有害作用を防ぐ可能性があることを示している。CBDはまた、マウスにおけるアルコール離脱反応を減少させる場合がある。最後に、動物モデルにおけるCBDの高用量および反復投与は、興奮誘発剤の自己投与を減少させる可能性がある。

**結論**　動物モデルを使った前臨床研究から得られるエビデンスは、最終的には疾患の治療法を求めて行われる質の高いRCTにつながる、必要不可欠な最初の一歩である。急性ではなく、炎症性および神経障害性の疼痛の治療にCBDが有効であることについては、かなりの数の前臨床エビデンスが存在する。CBDはまた、動物モデルにおいて、脳卒中、心臓、および肝機能障害からの神経保護に有望であるほか、自己免疫疾患の治療にも有効である可能性がある。限定的ではあるが、CBDが多発性硬化症およびアルツハイマー病の症状を軽減する可能性を示す前臨床エビデンスもある。また、メラノーマ、乳がん、神経膠腫を含む数種のがんにおいて、CBDが腫瘍増殖を抑制する可能性があることを示す前臨床エビデンスもわずかに存在する。CBDとCBDAは、スンクスに対しては制吐剤、ラットに対しては悪心抑制剤として（限られた用量範囲内で）有効であることが明らかである。PTSD、うつ病、依存症の動物モデルは、これらの疾患に対する治療薬としてCBDの有望性を明らかにしている。これらの結果は、CBDによる治療の有望性を示しているが、これらの適応症についてRCTが実施されるまでは、ヒトが同じ形でCBDに反応すると結論づけることはできない。

## *in vitro* 研究のみに基づくエビデンス

ヒトを対象としたRCTより得られるエビデンスから最もかけ離れているのが、実験室で行われる *in vitro* 試験のみに基づくエビデンスである。CBDはいくつかの疾患に関して、細胞内シグナル伝達を変化させることが示されているが、動物実験を含め、それ以外のエビデンスが存在しない。これは、エビデンスの質としては最も低いものだが、その後の前臨床試験および臨床試験につながることも多い。動物実験が行われないのは、その病態に適した動物モデルがないためであることが多い（たとえば尋常性ざ瘡や乾癬など）。皮膚用製品に謳われるCBDの美容上の効果のほとんどは、この非常に質の低いエビデンスのカテゴリーに入るが、現在、保湿、ざ瘡、皮膚炎といった皮膚のコンディションのCBDによる治療について、4件の臨床試験がwww.clinicaltrials.govに登録されている。乾癬およびざ瘡の治療におけるCBDの有効性を示す証拠は、*in vitro* 試験の結果のみに基づいており、このような証拠を生体全体に一般化することは、RCTが実施されるまでは慎重に行わなければならない。

## 科学はここからどこに進むのか？

ヒトのさまざまな疾患に対するCBDの医療効果については、*in vitro*および前臨床*in vivo*試験からのエビデンスが豊富に存在することは明らかだが、こうしたエビデンスを裏付ける、ヒトを対象とした臨床試験はほとんどない。これらの主張は、質の高いRCTで評価されることが極めて重要である。今のところ、CBDが持っていると主張されている効果の多くは、臨床試験が完了してその主張が裏付けられる、あるいは反証されるまでは、誇大広告の域を出ない。主張されている効果は、抗不安作用について最近報告されている（Spinella *et al.*, 2021）ように、単に期待に基づくプラセボ効果にすぎないのか、それとも本当に臨床効果があるのか、その答えを提供するのはRCTのみである。

本書は、CBDに医療効果があるという主張が何らかの基本的な科学的根拠に裏付けられている適応症について概観したものである。つまり本書はこの、（薬物代謝肝酵素との相互作用には注意が必要ではあるが）毒性が比較的低く、THCのような「ハイ」を生じない非常に興味深いカンナビノイド化合物がもたらす希望と単なる誇大広告を見分けるための、少なくとも出発点にはなるだろう。

# 解説　日本における大麻取締法の改正を巡る動き

我が国において大麻草は1万年以上前から衣料や縄などの生活用品として利用されてきた歴史を持つ。第二次世界大戦直後の連合国軍最高司令官総司令部（GHQ）の占領下で、メモランダム（覚書）が発行され、すべての麻薬類が全面禁止となり、大麻草の利用も全面禁止となった。ところが、当時の農林省（現農林水産省）は、繊維製品や漁網などで生活に不可欠な農作物であるとGHQに要望し、都道府県知事の許可制となって栽培が継続されることになった。

麻薬取締法と大麻取締法は1948年7月10日という同じ日に施行されたが、医師の取り扱う「医薬品」と農家の取り扱う「農作物」が区別されたため、別々の法律となった。一方、医療利用は、1886年（明治19年）の日本薬局方第1局から第5局まで印度大麻草、印度大麻エキス、印度大麻チンキの3種が65年間も収載され、喘息薬や鎮痛薬などに使われてきた。しかし、大麻取締法第4条によって医師も患者も大麻の医療使用が禁止されたため、日本薬局方からも削除された[1-7]。

## 秋野公造議員による国会質疑がきっかけ

時を経て、75年ぶりの大幅な大麻取締法の改正は、ほとんど知られていないが、厚生労働省の補助金事業の研究から始まった。2016年から2019年までの4年間で23名の研究者の参画と約3,000万円の費用を投じて、全部で5冊、総計860頁の研究成果物となった[8-11]。その成果物の1冊で、一般人向けにとりまとめたのが「大麻問題の現状」という127頁の小冊子である[12]。これ以前は、「大麻」というタイトルで全92頁の1976年版[13]があり、この2020年版は実に44年ぶりの改訂版に相当する。大麻の医療利用は、1976年版においてたったの3頁しか扱っていなかったが、2020年版は、第Ⅱ章、第Ⅳ章、第Ⅵ章、第Ⅶ章にまたがって、医療への有効性と各国事例を紹介している。医療用大麻だけでなく、嗜好用大麻や産業用大麻についても海外事例として調査しており、我が国の大麻草の規制と活用について今後どうするのかを議論するための基礎的な資料となった。

1960年代にマリファナの主成分であるTHC（テトラヒドロカンナビノール）やヘンプに多く含まれるCBD（カンナビジオール）が発見されてから、大麻成分の研究は少しずつ進展してきた。カンナビノイドとは、大麻草に含有する100種類以上の生理活性物質の総称であり、THCやCBDもその一種にすぎない。これらの成分は、鎮痛、制嘔、睡眠改善、食欲刺激、神経保護、抗炎症、抗てんかん、抗不安などのさまざまな薬効を持つことがわかってきた。ところが、我が国では、前述の大麻取締法第4条により、大麻由来の医薬品の施用および施用のための交付を禁止する規定がある。そのため、細胞や動物を使った実験研究ができても、ヒトを使った臨床試験やカンナビノイドを含んだ医薬品の輸入や処方(投与)は一切できなかったのである[14・15]。

この規定の解釈を巡って、2019年3月19日の参議院「沖縄及び北方問題に関する特別委員会」の場で医師出身の秋野公造議員による画期的な国会質疑が行われた。その結果、米国食品医薬品局（FDA）が2018年6月に承認したカンナビノイド医薬品である難治性のてんかん治療薬「エピディオレックス[16]」について、厚生労働大臣官房審議官（医薬担当）は一定の要件を満たせば治験として国内の患者に投与することは可能であるという新しい見解を示したのだ[17]。さらに、同年5月15日の同委員会の場において、大麻由来の薬物で第3相試験中または第2相試験完了のものについても国内の治験実施が可能という見解を示した[18]。

2019年時点で、医療用大麻の合法的な施用制度を持つ国が40か国以上、カンナビノイド医薬品（サティベックス）を承認した国が20か国以上、先行的試験を実施する国が2か国あった[19]。この国会質疑により我が国も先行的試験がようやく実施可能な国になったといえよう。

この動きと連動して、聖マリアンナ医科大学・沖縄赤十字病院が治験の申請準備を開始したことが2019年12月に発表された[20]。翌2020年には、厚生労働科学特別研究「難治性てんかんにおけるカンナビノイド（大麻抽出成分）由来医薬品の治験に向けた課題把握および今後の方策に向けた研究」（研究代表者：太組一朗［現・聖マリアンナ医科大学教授、日本臨床カンナビノイド学会理事長］）が実施され、翌年秋に報告書が公表された[21]。

大麻が国際規制を受けている根拠は、主に1961年の麻薬に関する単一条約にある[22]。この条約では、大麻および大麻樹脂が、附表Ⅳ（最も危険な薬物であり、医療価値なし）のカテゴリー（等級）に位置づけられていた。しかし1996年の米国カリフォルニア州の医療用大麻の合法化をきっかけに、全米各州での合法化が広がり、世界各地で医療利用を合法化する国が増えるにつれ、附表Ⅳの矛盾が指摘されるようになった。世界保健機関（WHO）勧告に至った公式的な最初のきっかけは、日本政府からの、大麻草の健康への影響を見直してほしいという提案（2009年の国連麻薬委員会決議52/5）であった[23]。

日本提案から7年後、WHOは、依存性薬物専門家委員会（ECDD）によって2016年12月から大麻関連物質のカテゴリーの科学的評価プロセスを開始した。事前審査と批判的審査を経て、報告書がとりまとめられ、2019年1月に8つのWHO勧告が発表された。その後、53か国が参加する国連麻薬委員会（CND）での議論と採決に引き継がれた。CNDでの議論は、採決の延期を何回も繰り返すほどの前例のないものであった。最終的に、審査を開始してからちょうど4年後の2020年12月2日に1つ採択し、残りは否決という結末を迎えた[24・25]。

「WHO勧告5.1：単一条約の附表Ⅳから大麻及び大麻樹脂を削除すること」は、53か国中、賛成27、反対25、棄権1と唯一の採択となった。このことによって、大麻および大麻樹脂の医療の利用が国際的に認められるようになった。欧米先進国は当然のように賛成だったが、日本政府は、ロシア、中国とともに強固に反対した。何らかの科学的根拠をもって反対したわけではなく、「大麻が医薬品に使える＝安全に使えるという誤ったメッセージを発することになる」という広報的な理由であった[26・27]。ウクライナは、ロシア（反対派）とヨーロッパ（賛成派）の両方の立場を考慮して「棄権」を選択した唯一の国であった。本書で取り上げているCBDは、この一連の科学的評価プロセスの中で、純粋なCBDという物質の依存および乱用の可能性は低く、国際的な薬物条約の規制対象外であることが確認されている[28]。

## 国による大麻検討委員会とそれを取り巻く各業界の動き

CNDの採決直後に大麻取締法を主管する厚労省医薬・生活衛生局監視指導・麻薬対策課によって「大麻等の薬物対策のあり方検討会」（以下、あり方検討会）が発足した。この検討会は、医学者・薬学者・法学者、弁護士・製造業者・民間団体・マスコミ・自治体職員等で構成される12名の有識者で議論された。2021年1月から6月まで全8回開催され、改正大麻取締法に向けた大きな動きとなった。

検討会のとりまとめ報告書では、①若者の大麻事犯急増に対応するための大麻使用罪の創設、②大麻及び大麻樹脂の医療価値を認めたWHO勧告の国連採択を受けての大麻由来医薬品の使用解禁、③茎と種子の利用が合法で、花と葉の利用が違法という現行の植物の部位規制からTHCによる成分規制への変更、④薬物事犯者の再乱用防止対策の強化の方針が示された[29]。

なかでも「大麻使用罪の創設」については、各方面から異論が噴出した。関西薬物依存症家族の会が、「逮捕や補導には効果がない」とのアンケートの結果を発表したり、弁護士有志が大麻使用罪創設反対署名（14,761筆）を集めて厚労省に提出したり、依存症支援関連の9団体が、使用罪に反対し、若者らを社会から排除せず、費用対効果の高い“刑の代替支援措置”の導入を厚労省に要望したりした[30-33]。使用罪に反対する人々の主張は大きく2つある。まず、刑罰によって、9割の「問題ない薬物使用者」を逮捕、勾留、投獄することによって、スティグマ（負の烙印）を生み、残り1割の治療を受けるべき「問題のある薬物使用者」が救えないという主張だ。もう一つは、世界的に薬物政策が、厳罰的アプローチから、健康的アプローチに転換し、大麻に限れば米国のバイデン大統領が2022年10月に公式表明するぐらい大麻を非犯罪化する国や地域が増えるなか、大麻使用罪を創設する日本は逆行しているという主張である[34-38]。

また、国内の大麻栽培は、2016年に三重県で麻栽培を始めた「伊勢麻」振興協会が繊維やオガラの県外出荷が認められない事態を受け、許認可と規制緩和について行政、県議会、厚労省、国政に働きかけた[39·40]。あり方検討会の第5回会合（2021年4月23日）で、日本の麻文化を守ることが確認された。これは大きな成果である。実は、あり方検討会期間中に、「大麻栽培でまちおこし!?」という冊子とその関連した厚労省ウェブサイトの記載が削除された。この冊子には、大麻取締法で認められている麻栽培を危険なものであるかのように扱う過剰表現があり、日本の伝統文化を支えてきた大麻栽培者の尊厳を傷つけていたためであった[41]。

さらに、同年9月に、我が国の低THCの大麻栽培においては、合法部位である繊維や茎の県外越境取引の禁止、盗難防止のための高さ2.7mの鉄柵設置、24時間の監視カメラ設置、夜中の見回り、5年間の監視記録保存、後継者育成のための大麻栽培の農業研修生の受入禁止等といった過剰な規制を栽培者に強いてきたが、今後の免許審査等において栽培者に過度に負担がかからないよう弾力的に対応するように助言した通達が厚労省から各都道府県当局に示された。三重県では、大麻取扱者指導要領を2022年7月と11月に改訂し、栽培者にとって過剰な規制を撤廃し、一般産業用途への活用への道を開いた。この流れを受けて、同県明和町では「大麻でGX（グリーントランスフォーメーション）宣言」を行い、脱炭素社会に向けた麻の活用を目指す新規栽培がスタートした[42・43]。地元の国立大学である三重大学では、産官学連携を担う神事・産業用大麻プロジェクトと基礎研究を担うカンナビス研究基盤創生リサーチセンターを組織し、農学系の総合研究拠点を創設した[44]。

## 自民党大麻撲滅プロジェクトチームとCBD議連

前述のあり方検討会の発足と同時期に、自民党内に大麻撲滅プロジェクトチームが誕生した。近年の日本における大麻事犯の急増を受けて、犯罪や非行をした人の立ち直りを地域で支える民間のボランティアである保護司や警察関係者からの要請によるものである。正式には、自民党政務調査会再犯防止推進特別委員会の大麻事犯等撲滅プロジェクトチームといい、座長に衆議院の田中和徳議員が選ばれた。2022年7月9日に、当時の上川陽子法務大臣に、大麻撲滅プロジェクトチームの提言書を手渡しした。内容は、厚労省のあり方検討会のとりまとめ報告書とほぼ同じものであった[45]。

一方、我が国では、2013年からCBD製品が食品や雑貨として流通し、2020年4月には厚労省関東厚生局麻薬取締部のウェブサイトにて、CBD製品の輸入手続きが明文化された[46]。

あり方検討会では、新規の大麻由来医薬品と大麻事犯を抑制するための使用罪創設の話題が先行する中で、CBD製品の話題が完全に抜け落ちていた。そこを政治的に埋める形で、カンナビジオール（CBD）の活用を考える議員連盟（通称：CBD議連）が、2021年6月15日に、河村建夫（自民）会長、松原仁（立憲）事務局長とする体制で発足した。与党の自民党だけでなく、野党にも幅広く参加を呼びかけた超党派の議員連盟である。毎回、大麻取締法を所轄する厚労省だけでなく、農林水産省、経済産業省、法務省、財務省、警察庁、消費者庁の関係省庁がすべて参加して、議論していることが特徴である。CBD製品に関しては、世界各国で統一した品質基準がなく、特にマリファナの主成分であるTHC濃度をどこまでなら許容するのかは、各国で大きく異なっている。日本はどこに制限値を設定するのか、市場流通と安全管理の両面で検討しなければならない課題である。CBD議連は、2022年5月16日に、「CBDの活用と健全な市場育成に向けた提言」を厚労省に提出した[47·48]。CBD議連から派生した「CBD研究会」では、薬効と安全性、食薬区分、化粧品原料などの法制度的課題を検討している。

## 自民党勉強会発足と骨太方針に明記

大麻撲滅プロジェクトチームやCBD議連とは別に、自民党内に「産業や伝統文化等への麻の活用に関する勉強会」が発足し、第1回は、2022年4月27日に開催された。安倍晋三氏が冒頭あいさつで「産業用等の大麻について、残念ながら大麻というだけで偏見を持たれてしまっている」「神事をつかさどる上において麻は必要なもの。近年はヘンプ（麻）として自動車用の部品やボディー等に使われている。カーボンニュートラルを見据えれば、ヘンプの活用が期待される」「耕作者が未来を描けるように農業、産業振興の観点からも、政治の場で考えていく必要がある」と述べ、勉強会発足の様子がマスコミ各社によって報道された[49]。

また、一連の政治的な動きの成果として、2022年度骨太方針に、「大麻に関する制度を見直し、大麻由来医薬品の利用等に向けた必要な環境整備を進める」と明記され、フォローアップの工程表にも大麻制度の見直しが取り上げられた[50]。骨太方針とは、政権の重要課題や翌年度予算編成の方向性を示す方針で、正式名称は「経済財政運営と改革の基本方針」という。各省庁の利害を超えて官邸主導で改革を進めるため、首相が議長を務める経済財政諮問会議で毎年6月頃に策定するものである。

続けて、2022年5月に厚労省の厚生科学審議会医薬品医療機器制度部会の大麻規制検討小委員会が発足し、4回の会議が行われ、同年10月19日に報告書が発表された。小委員会は、前述のあり方検討会から継続して選ばれた委員5名と、依存症専門医、指定薬物の専門家、医師会の代表者、薬剤師会の代表者、生薬の専門家2名の計11名で構成された。小委員会では、①医療ニーズへの対応、②薬物乱用への対応、③大麻の適切な利用の推進、④適切な栽培及び管理の徹底の4つに論点整理が行われて審議された。その結果、大麻由来医薬品の製造と使用の解禁、大麻使用罪の創設、植物の部位規制からTHC成分規制への変更に伴う管理体制の整備という改正大麻取締法／麻薬及び向精神薬取締法の方向性が示された[51]。栽培関連で最も大きく変わるのは、原則栽培禁止として運用してきた大麻草を低THC品種と高THC品種（医薬品原料用途）に区別して、それぞれの栽培を認める点である。低THC品種であれば、特に厳しい防犯体制を求めず、都道府県による独自基準の運用から、全国で統一した栽培要件になる見込みである。伝統工芸のみという極めて限定的な栽培目的だったのが、CBD製品、建材、バイオプラスチックなどの新しい産業用途への活用への道が開かれる。長年、北海道ヘンプ協会が強く要望してきた海外の優れた品種の導入も、一定条件下で輸入が可能となる[52]。これまで極めて取得が難しかった大麻研究者免許は、既存の麻薬及び向精神薬取締法で規定されている麻薬研究者免許に一元化することで、ヘンプの育種や栽培等の農学研究が実施しやすい環境が整うと思われる。

大麻規制検討小委員会の報告書を受けて、2023年1月12日の厚生科学審議会医薬品医療機器制度部会にてこれらの法改正の方向性が了承された[53]。この法改正の方向性を受けて、国会にて内閣提案の大麻取締法／麻薬及び向精神薬取締法が提示され、衆議院･参議院厚生労働委員会でそれぞれ審議され、衆参両院で採決となる。その後は、1年後を目途に、改正の関連省令、関連告示を発令し、新しい法律のもとでの運用が始まる。

## 広義の医療用大麻と法制度

諸外国では広義の医療用大麻は大まかに、A：ヘンプ由来CBD製品、B：カンナビノイド医薬品（処方箋医薬品）、C：大麻由来製品（狭義の医療大麻）の3つに区分されている（表）。

### A：ヘンプ由来CBD製品

大麻草の中で、繊維や種子の利用を目的とした$\Delta^9$-THCの含有率が低い品種が産業用大麻またはヘンプと呼ばれている。しかし1996年のカリフォルニア州での医療大麻合法化に伴い、医療目的の大麻草の品種改良が進んだ結果、2000年代になっ

表　医療大麻の法区分による差異

| | ヘンプ由来<br>CBD 製品 | カンナビノイド<br>医薬品 | 大麻由来製品 |
|---|---|---|---|
| 具体例 | Charlotte's web | Epidiolex<br>Sativex | Bedrocan |
| 適応症 | 明示なし | 限定的 | 多種多様 |
| THC 含有量 | 制限あり | 制限なし | 制限なし |
| 乱用性 | なし | あり | あり |
| 監督 | 農務省 | 医薬品管理局 | 国による |
| 費用負担 | 自費 | 保険適応 | 自費<br>(保険適応) |
| 流通 | 市販可能 | 医師が処方 | 免許制<br>(医師が許可) |

て、THC 含有量は少ないが、医療効果のある CBD を多く含む品種（CBD 優位株）が発見されたことにより、ヘンプの定義の意味合いが変化することになった。CBD 優位株は医療用ヘンプとでも呼ぶべき存在であり、外観は嗜好用大麻と差はないが､成分的にはTHCをほとんど含まず産業用大麻と同じ区分となる。今日では、用途（繊維、医療）や外観を問わず、THC 含有量が法定基準（0.2 ～ 1.0%）以下の大麻草の品種をヘンプと呼称し、通常の農作物として栽培や加工、輸出入が自由化されている[54]。ヘンプは、微量の THC が許容されているが、THC と CBD は脳の受容体を巡って競合するため、多量の CBD の存在下では THC は精神作用を引き起こさず、乱用性が認められない[55]。厚労省の研究でもヘンプを濃縮しても乱用の恐れはないと結論づけられている[56]。ヘンプ由来 CBD 製品は、食品区分で流通しているため、適応症が明示されることはないが、日本の CBD ユーザーを対象とした正高佑志らの調査（2022 年）の結果、多くの症状に対して効果が報告されている[57]。最も知名度の高いヘンプ由来 CBD 製品の一つが、米国コロラド州に本拠を置く Charlotte's web holdings 社が製造する CBD オイル、Charlotte's web である[58]。これは同州のドラベ症候群患者、Charlotte Figi が使用し、その発作が消失

したことで世界的な知名度を獲得した品種から抽出されている。医薬品の製造管理および品質管理の基準であるGMP基準を満たしており、実質的には医薬品として使用されている。ヘンプ由来CBD製品はカンナビノイド医薬品や大麻由来製品と比べ、品質基準の規制が甘く、製品によっては表示どおりの有効成分が含有されていないことや、土壌に含まれる重金属、残留農薬の混入などの可能性が問題視されている[59]。これらの問題を改善するため、国によってはノベルフード（新規食品）認証などの管理制度を設ける試みが始まっている[60]。

### B：カンナビノイド医薬品（処方箋医薬品）

大麻草に含まれる有効成分を医薬品として利用する試みは1970年代から始まり、今日では合成カンナビノイド製品、および天然大麻草由来製品が処方箋医薬品として流通している。THC含有量に制限はなく、医療用麻薬と同様の区分で管理され、医療保険の適応となる。

### ●合成カンナビノイド製剤

(1) マリノール／シンドロス（一般名：ドロナビノール[61・62]）

マリノールは化学合成した$\Delta^9$-THCを含有するカプセル製剤である。1985年に抗がん剤治療に伴う難治性の悪心・嘔吐を適応としFDAの承認を得、1992年にはAIDSによる体重減少を伴う食欲低下にも適応が拡大されている。シンドロスは同様の合成THCを含む液剤（5mg/mL）であり、同様の適応症に対して2016年に承認を得ている。

(2) セサメット（一般名：ナビロン[63]）

ナビロンは大麻草の主成分である$\Delta^9$-THCの化学構造を模倣した合成カンナビノイドである（国内法では大麻ではなく麻薬に区分される）。1985年にイーライ・リリー社により、抗がん剤治療に伴う難治性の悪心を適応症としてFDAの承認を得ている。しかし販売不振を理由に1989年にいったん市場から撤退した。2006年にバリアント製薬により再び米国市場での販売が開始されている。

これらの合成カンナビノイド製剤は医師が処方可能であるため市場で一定の評価を受けるも、期待されたほどの広がりをみせなかった。理由として価格の問題が挙げられる。一般的な適応であるAIDSに伴う食欲低下で使用する場合の薬価は200ドル／月（2021年時点で21,100円）と考えられており、これは代替医療として流通する大麻由来製品と比較すると高額である[61]。また、副作用の問題も看過することはできない。合成カンナビノイド製剤には不安、悪夢などの精神的な副作用が高頻度に報告されている。この理由は、経口摂取の場合、経気道摂取と比較し適切な用量調節が難しいこと、また単離したTHCはその他のカンナビノイドを含有する全草と精神作用が異なることに由来すると考えられている[64]。その他にも単離合成したカンナビノイドを処方医薬品とするための試みは数多くなされたが、大半が失敗に終わっている[65]。これらの合成カンナビノイド製剤の課題を克服するべく、2000年以降に開発されたのがGW製薬による天然大麻由来製剤である。

### ●天然大麻由来製剤

(3) サティベックス（一般名：ナビキシモルス[66]）

サティベックスは英国GW製薬によって開発された、天然大麻草由来のTHCとCBDを1：1の割合で含有する舌下吸収タイプのスプレー経口製剤である。1回に100μLが正確に噴射され、1回あたりTHC 2.7mg、CBD 2.5mgが摂取できる。人によって必要量が変わり、自分に最適な量を決めて使用する。目安は1日4～8回となっており、THC換算で10.8～21.6mgとなる。2010年に英国にて多発性硬化症の症状緩和を適応に承認を得、その後ヨーロッパの約30か国で承認を得ている。天然の大麻由来でTHCを含む製剤ではあるが、サティベックスはTHCとCBDの含有比率が1対1であるため、明らかな乱用性、依存性がないことが市販後の大規模調査で報告されている。

(4) エピディオレックス（一般名：カンナビジオール[67]）

エピディオレックスはGW製薬によって開発された天然大麻草由来のCBD液剤である（100mg/mL）。2018年に米国でドラベ症候群、レノックス・ガストー症候群などの難治性てんかんを適応とし承認され、2020年には結節性硬化症に伴う難治性てんかんにも適応が拡大された。また2019年には欧州医薬品庁（EMA）の承認を得て、EU加盟国で同様の適応症に対して承認されている。成分としては99%以上がCBDであり、日本国内で食品として流通しているCBD製品と基本的な薬効の差はない。一般的に乱用薬物の区分からは外れている。なおGW製薬は、バイオ医薬品に特化したアイルランドの製薬会社 Jazz Pharmaceuticals 社に 72 億ドル（約 7,600 億円）で買収されたことが 2021 年 2 月に発表された[68]。

### C：大麻由来製品（狭義の医療大麻）

大麻草のうち、THC の含有量がヘンプの基準を超えるものから作られた製品は規制薬物として取り扱われる。詳細は国や地域ごとに異なるが、合法地域では大麻管理のための制度が構築されている。含有される成分のバッチごとの検査やトレーサビリティの明確化が義務づけられるなど、ヘンプ由来 CBD 製品と異なり厳格な管理が課される。また栽培、流通に関しても許可制が基本である。カンナビノイド医薬品の適応症が諸外国共通で明記されているのに対して、大麻由来製品の適応は国や地域ごとにさまざまであり、幅がある[69-71]。国や地域によっては医療保険の適応となる。大麻由来製品には多様な剤型が存在する。最も一般的なのは乾燥させた大麻草花穂（ハーブ製剤）である。一般的にはタバコのように喫煙による経気道投与される。通称 Rick Simpson Oil と呼ばれる全植物性成分抽出・濃縮オイル製剤はがん治療などに用いられることが多い[72]。その他にも、液剤やクリーム、バームなどの塗布剤などが流通している。監督省庁についても、行政単位ごとにさまざまであり、たとえばワシントン州ではアルコールの流通管理を行う部署が医療大麻の監督を担っている[73]。オランダでは 2000 年に専門の部署（Office of Medical Cannabis）が設立されている[74]。

最近では、欧州薬局方（EP）や米国薬局方（USP）に「大麻の花」「大麻エキス」「大麻軟エキス」の収載が検討され、含有量別に、タイプⅠは THC ＞ CBD、タイプⅡは THC = CBD、タイプⅢは THC ＜ CBD と区分案が提案されている[75-77]。

我が国において改正大麻取締法で規制緩和が検討されているのは、B：カンナビノイド医薬品であるが、諸外国では、流通量において C：大麻由来製品が最も多い。将来的な可能性を担保する上で、大麻由来製品に関しても治療手段が乏しい患者がアクセスする権利を妨げないような制度を構築することが、人権的見地から望ましいと考えられる。

2023 年 8 月

文責：赤星栄志（日本大学生物資源科学部研究員）

# 監訳者後書き

一般社団法人日本臨床カンナビノイド学会は、2015年9月に設立して以来、我が国におけるカンナビノイド医療を前進するためにさまざまな取り組みを行ってきた。設立時に、大麻草の治療的使用の第一人者であるロバート・メラメード博士の記念講演を行い、『カンナビノイドの科学——大麻の医療・福祉・産業への利用』を築地書館から出版した。それ以降、春と秋の年2回の学術集会を通じて、海外のカンナビノイド医療について情報提供を行ってきた[1]。

主な招聘講演を振り返ってみると、2018年の第四回学術集会では、CBDを利用したてんかん治療で著名なコロラド州立大学医学部のエドワード・マー准教授を招聘して、エピディオレックス（CBD医薬品）の知見や大麻由来製品に該当するシャーロット・ウェブの有効性についての内容であった。2019年の第五回学術集会では、学会設立5周年を記念して、世界的な腫瘍専門医であり、カリフォルニア大学（UC）サンフランシスコ校のドナルド・エイブラムス教授を招聘して、カンナビノイドを腫瘍領域に活用する現状と課題の発表であった。2020年の第六回学術集会では、Project CBD共同設立者兼ディレクターであるマーチン・リー氏からCBDが医薬品だけではなく、健康補助食品としての可能性に触れていただいた。2021年の第七回学術集会では、国際カンナビノイド研究学会（ICRS）の学会賞であるミシューラム賞を受賞した香川大学医学部の上田夏生教授に25年にわたるエンドカンナビノイド・システムの研究成果を語っていただいた。2022年の第八回学術集会では、2022年6月に大麻の取扱いを大幅に規制緩和したタイ王国セレン病院の実例やタイ事情についてレヌー・ウボン医師とアジアメディカルハーブインターナショナル社共同オーナーの飯田光孝氏に発表していただいた。

この他にも、本書の著書の一人であり、「近代カンナビノイド研究の父」と呼ばれているイスラエルのラファエル・ミシューラム博士の生涯と研究を描いたドキュメンタリー「The Scientist」日本語版（2016年）[2]、「WEED THE PEOPLE - 大麻が救う命の物語」日本語版（2018年）[3]、医療用大麻とCBDについてのドキュメンタリー映画「CBD Nation」日本語版（2020年）[4]への製作協力（和訳／字幕はいずれも三木直子）を行い、医療従事者だけでなく、一般の方向けへの質の高い情報提供を行ってきた。また、2020年度からは、米国医師会の生涯学習教材となっているMM411のカンナビノイド医療講座を導入し、E-ラーニングによって学べる体制を整えた[5]。

学術研究では、CBD摂取の症例報告、基礎研究、調査報告、国際会議報告など過去8年間に100演題以上が発表され、本学会が導入しているm3.comシステムにより、会員限定サイトにて、発表者のパワーポイント資料および動画を視聴できるようになっている。特質すべき点は、本書巻頭にも紹介した秋野公造議員の国会質疑を通じて大麻由来医薬品の治験の道が開かれると、令和2年度厚生労働行政推進調査事業費補助金厚生労働科学特別研究事業を実施する研究班が組織され、現在の本学会理事として活躍する中核的メンバーが多数参画したことである。その成果は、「難治性てんかんにおけるカンナビノイド（大麻抽出成分）由来医薬品の治験に向けた課題把握および今後の方策に向けた研究」として2021年に報告書にとりまとめられた[6]。

我が国では、大麻取締法／麻薬及び向精神薬取締法がまもなく改正される見込みである。法改正により大麻由来医薬品の臨床治験が無事完了したならば、薬事承認・保険収載が可能になる。大麻由来医薬品が日本の標準治療に組み入れられることには社会的に大きな意味がある。なぜなら、標準治療とは、科学的根拠に基づいた観点で、現在利用できる最良治療であることが示され、健康保険が適用されるからである。大麻由来医薬品が日本の標準治療に組み込まれることを通じて、国民に対する質の高い医療提供と保険医療制度充実の両立に寄与したいと考えている。

大麻由来医薬品は、他の難治性てんかんや本書で紹介されているような依存症・疼痛・がん補助療法・ADHD・神経変性疾患・糖尿病などへの適応拡大が望まれている。そのためには、海外で上梓されている大麻由来医薬品、第2相試験の終了した大麻由来薬物に対する国内治験が進み、次世代の大麻由来医薬品開発につながることを希求する。本学会では、適応拡大に次ぐ適応拡大、法改正による海外企業の日本市場への参入、国内企業における創薬といった新たな状況に、一つひとつ丁寧に対応したい。

本書を手に取っていただいた皆さまには是非本書を広めていただきたい。CBDやその他のカンナビノイドの医療利用に関心のある医療従事者が本学会に参画され、本書がカンナビノイド医療利用を必要とする患者さんのための取り組みを共に推進していく端緒となれば幸甚である。

大麻由来医薬品の重要性に光をあて国会質疑を通して我が国の保険医療充実における新しい道を築き上げそして真心いっぱいの本書巻頭言を寄せてくださった参議院議員秋野公造博士に、本書の訳出にあたり貴重な時間を惜しみなく費やしてくださった翻訳家である三木直子氏に、日本語原稿を一緒に確認してくださった学会副理事長の正高佑志氏と学会理事の野崎千尋氏に、そして企画から原稿確認までの大役を一気に引き受けてくださった学会事務局長の赤星栄志氏の皆さまに、心からの感謝と御礼を申し述べたいと思います。

2023 年 8 月
一般社団法人　日本臨床カンナビノイド学会理事長　太組一朗

# 参考文献

本書の参考文献は、築地書館ウェブサイト（http://www.tsukiji-shokan.co.jp/mokuroku/ISBN978-4-8067-1657-0.html）をご参照ください。

# 索引

【あ行】



【か行】

**【さ行】**

**【た行】**

【な行】



【は行】

著者紹介

リンダ・パーカー（Linda A. Parker）

グエルフ大学の心理学および共同神経科学プログラムの名誉教授。著書に『Cannabinoids and the Brain』（MIT Press）。

エリン・ロック（Erin M. Rock）

グエルフ大学の心理学および共同神経科学プログラムの博士研究員および非常勤教員。

ラファエル・ミシューラム（Raphael Mechoulam）

「大麻研究の父」と呼ばれ、ヘブライ大学のライオネル・ジェイコブソン医薬化学教授であり、科学技術への顕著な貢献に対して2019年ハーベイ賞を受賞した。

訳者紹介

三木直子（みき　なおこ）

東京生まれ。国際基督教大学教養学部語学科卒業。外資系広告代理店のテレビコマーシャル・プロデューサーを経て、1997年に独立。医療大麻に関する知見の普及を目指す一般社団法人GREEN ZONE JAPAN共同創設者・理事。
訳書に『CBDのすべて』『CBDエッセンシャルガイド』『ペイン・キラー』（以上、晶文社）、『マザーツリー』（ダイヤモンド社）、『マリファナはなぜ非合法なのか?』『植物と叡智の守り人』『食卓を変えた植物学者』『僕が肉を食べなくなったわけ』（以上、築地書館）、他多数。

監訳者代表

太組一朗（たくみ　いちろう）

脳神経外科医師・医学博士。1965年東京都武蔵野市生まれ。
東京学芸大学付属高校・日本医科大学卒業
1992年日本医科大学脳神経外科入局　1998年に医学博士を授与された
2000年よりMayo Clinic, Cedars-Sinai Medical Centerに留学
日本医科大学脳神経外科講師（武蔵小杉病院）を経て2017年聖マリアンナ医科大学に移籍
2022年　聖マリアンナ医科大学脳神経外科学教授　現在に至る
〈所属学会〉
日本臨床カンナビノイド学会理事長、日本脳神経外科学会専門医・指導医・評議員・同時通訳団員、日本てんかん学会専門医・専門医指導医・評議員、日本てんかん外科学会世話人、日本脳卒中学会専門医・指導医、日本定位・機能神経外科学会技術認定医、ほか

監訳
一般社団法人日本臨床カンナビノイド学会（Japanese Clinical Association of Cannabinoids：JCAC）
2015年9月に医療従事者を中心に発足した非営利の学術団体。カンナビノイド医療および研究を通じて日本の医療・福祉に寄与することを目的としている。年2回の学術集会、E-ラーニングによる専門家育成（登録医／登録師）、研究支援等を行い、世界的に権威のある“Cannabis and Cannabinoid Research”（大麻&カンナビノイド研究）を公式ジャーナルとしている。カンナビノイド医療の普及、実践、研究に関心のある医師、歯科医師、薬剤師、看護師、大学や企業の研究者など医療従事者の入会を受け付けている。

一般社団法人日本臨床カンナビノイド学会事務局
〒216-8511　神奈川県川崎市宮前区菅生2-16-1　聖マリアンナ医科大学脳神経外科学講座内
http://cannabis.kenkyuukai.jp/

# CBDの科学
## 大麻由来成分の最新エビデンス

2023年11月8日　初版発行

著者　リンダ・パーカー＋エリン・ロック＋ラファエル・ミシューラム
訳者　三木直子
監訳　日本臨床カンナビノイド学会
発行者　土井二郎
発行所　築地書館株式会社
〒104-0045 東京都中央区築地 7-4-4-201
TEL.03-3542-3731　FAX.03-3541-5799
http://www.tsukiji-shokan.co.jp/
振替 00110-5-19057
印刷・製本　シナノ印刷株式会社
装丁　吉野愛

 ISBN978-4-8067-1657-0